MÉDECINE PRATIQUE

OUVRAGE DE VULGARISATION DES SCIENCES MÉDICALES

MÉDECINE PRATIQUE

OUVRAGE DE VULGARISATION

DES SCIENCES MÉDICALES

PAR

LE DOCTEUR HENRI GAUDICHIER

DE LA FACULTÉ DE PARIS

Mention honorable de la Faculté de Médecine de Paris
Médaille de bronze de l'Assistance publique
Lauréat de la Société nationale d'Encouragement au bien
Lauréat de la Société libre d'instruction et d'éducation populaires
Rédacteur scientifique aux journaux : *Le Mot d'Ordre, La Presse agricole, Les Annales de la Cour d'Assises, La Revue Exotique illustrée.*
Médecin de la Société des Sauveteurs de la Seine, etc.
Membre de la Société française d'hygiène
Membre de la Société de Médecine pratique
Etc., etc.

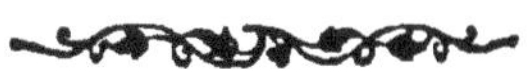

PARIS

OLLIER-HENRY, LIBRAIRE-ÉDITEUR

11, 13, RUE DE L'ÉCOLE-DE-MÉDECINE, 11, 13

1890

PRÉFACE

La direction de l'un de nos plus importants journaux quotidiens, le *Mot d'Ordre*, me confia, il y a deux ans (décembre 1887), l'insigne honneur de traiter chaque semaine, sous cette rubrique : *Chronique médicale*, diverses questions de médecine pouvant intéresser le grand public : J'avoue bien franchement que tout d'abord ma perplexité fut grande. Le nombre des lecteurs étant aussi considérable que varié, je devais naturellement m'attacher aux points scientifiques les plus divers ; le champ comme on le voit, était donc fort vaste, et cela d'autant plus que ma tâche devait être double : 1° Apprendre aux personnes qui me liraient des choses ignorées d'elles ; 2° Faire œuvre utile autant qu'il serait en mon pouvoir.

Mais comment arriver à un pareil but ? Le cadre du journal, sa nature, son format même, l'encombrement de ses matériaux, m'empêchaient de traiter ces coins ignorés de la science si à l'ordre du jour, si intéressants, mais également si arides que bien souvent la technique même du sujet, quelque importance qu'elle eût acquise, aurait pris aux yeux du public des allures un peu sévères. J'aurais donc été là contre mon but; de plus bien des sujets ébauchés, même d'une façon succincte et aussi brève que possible, auraient demandé des développements considérables.

Toute liberté d'action m'étant laissée, je pouvais, il est vrai, traiter un sujet en plusieurs chroniques, mais là encore je me heurtais à une difficulté d'un genre tout différent des précédentes. Chaque chronique se trouvant séparée l'une de l'autre par un espace de plusieurs jours, le lecteur malgré son bon vouloir et toute son attention, ne se serait plus souvenu, au milieu, de tout ce que j'avais dit au commencement, et presque inévitablement, se serait détaché d'un article, suite d'un autre, inconnu de lui et par suite dénué d'intérêt; de plus on ne doit pas oublier que les lecteurs d'un journal se divisent en deux catégories : Les abonnés, c'est-à-dire ceux qui lisent chaque matin ou chaque soir la feuille qu'ils reçoivent, et les acheteurs au numéro qui lisent tel ou tel article parce qu'il tombe sous leurs yeux ; on conviendra donc qu'un sujet portant à côté de son titre le mot *Suite*, n'aurait attiré que bien médiocrement leur attention. Que faire en pareille occurrence ? Traiter en un seul article un sujet quelconque était de toute nécessité. Je n'ai fait exception à cette règle que pour un cas pathologique qui était fort à l'ordre du jour à cette époque.

La maladie de l'empereur d'Allemagne, Frédéric III, fournissait à tous les reporters à court de copie des articles plus ou moins banals ; le public paraissant s'intéresser à la question, j'ai résolu d'étudier cette maladie plus longuement que toutes les autres. On ne sera donc pas étonné de constater que plusieurs chroniques aient été consacrées au *Cancer du larynx et à la Trachéotomie*.

Telle a été à mon avis la meilleure conduite à tenir ; un nouvel écueil restait à éviter ; comme je l'ai dit précédemment, je voulais être utile, c'est pourquoi je me suis contenté de décrire la maladie sans en indiquer en quoi que ce soit le traitement. Voici en deux mots pourquoi : Pour traiter quelque chose, il faut l'avoir *vu*, l'avoir *touché*, l'avoir *palpé*, l'avoir *examiné* sur toutes ses faces, sous toutes ses formes, heureux encore quand on peut arriver à la connaissance à peu près complète de ce que l'on s'est donné la peine d'étudier ; en effet agir autrement, c'était faire œuvre plus que néfaste ; ne nous est-il pas donné, par exemple, chaque jour de voir des maladies aggravées par suite d'un conseil mal donné, ou suivi dans tous les cas à la légère ; si tout homme ne peut pas et ne doit pas être médecin, malgré cela tout homme doit posséder certaines notions générales sur les maladies qui peuvent l'atteindre ; il n'agira pas alors avec cette négligence que l'on rencontre à chaque pas et il évitera ainsi bon nombre d'accidents. Ne voit-on pas à tout moment arriver dans notre cabinet des malades atteints des plus graves affections et qui, ignorant la nature du mal dont ils sont possesseurs, commencent par nous dire : « Oh ! ce n'est rien » et se gardent bien, confiants en cela à leur jugement digne compagnon de leur ignorance, d'écouter nos conseils et de suivre nos prescriptions ; mais nous ne pouvons pas dans nos consultations en ville, faire un cours de pathologie à chacun de nos malades, afin qu'il puisse comprendre la maladie qui peut le tuer, ce n'est pas là notre rôle, nous n'en avons pas le loisir ; et en ce moment je n'ai en vue que les gens qui veulent bien prendre les conseils d'un praticien, qu'est-ce donc quand ils se contentent d'écouter leur propre avis ; combien est grave en effet cette question que je ne fais qu'ébaucher ; choisissons un exemple entre mille : Nul n'ignore combien marchent vite et qu'on me pardonne le mot, combien tuent vite les maladies des enfants. Eh bien, ceci est malheureux à dire, dans les trois quarts des cas, nous sommes appelés trop tard ; et cela pourquoi ? Par l'ignorance des parents qui voyant le pronostic grave que nous portons, nous répondent s'excusant presque toujours les larmes aux yeux, par ces quelques mots :

« Docteur, pouvais-je deviner que cela était si sérieux » ; mais la plupart du temps, le mal n'en a pas moins suivi sa marche, et bien souvent, il est irréparable.

C'est pour obvier à ces inconvénients que je résolus de donner dans chacune de mes chroniques une description aussi simple, aussi claire, aussi précise, et par conséquent aussi compréhensible que possible des maladies que j'étudiais, je me suis contenté, en un mot d'esquisser, à grands traits mes sujets.

Mon idée était bonne ; en effet, je ne fus que médiocrement surpris lorsque je vis arriver au bureau du journal un nombre considérable de lettres, venant aussi bien de Paris, que de tous les coins de la France, quelques-unes même de l'étranger ; le contenu de ces lettres était à quelque chose près toujours le même ; elles étaient écrites par des personnes rendues tout d'un coup inquiètes à la lecture de l'un de mes articles, qui les forçait à porter leur attention sur une maladie dont elles étaient atteintes, et qu'elles ne soupçonnaient même pas. Presque toujours on me demandait des détails plus complets, heureux encore quand l'on ne me demandait pas de conseils.

Inébranlable dans la voie que je m'étais tracée, j'accusais réception de la lettre, et c'était tout. Prévenus de leur état, c'était en effet à eux qu'il appartenait d'aller consulter un médecin plus ou moins compétent.

J'avais, que l'on me permette l'expression, touché juste, c'est pourquoi, beaucoup de personnes m'ont persuadé que je ferais réellement une œuvre utile en collectionnant tous ces articles, en les réunissant en un tout, de façon à constituer une sorte de recueil de *Médecine pratique*. Ce n'est donc à proprement parler qu'une succession d'esquisses pathologiques parues au jour le jour que nous avons condensées et réunies dans un certain ordre, pour les présenter au public.

C'est cette raison qui nous a déterminé à leur laisser leur forme primitive; mais ce qui n'était pas possible dans le journal, l'était dans un livre; c'est pourquoi, sur les conseils de notre éditeur, nous avons donné à la suite de chacune de nos descriptions une place assez grande à la thérapeutique la plus générale.

Bon nombre de maladies empêchées par leurs caractères spéciaux d'être mises dans les colonnes d'un journal quotidien ont trouvé place dans ce recueil, sans prétention aucune, qui est une œuvre de vulgarisation et non un traité didactique; nous n'avons eu, en le publiant, qu'un but : faire œuvre utile. Heureux si l'éditeur et moi nous y sommes parvenus.

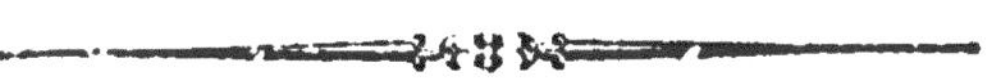

MÉDECINE PRATIQUE

CHAPITRE PREMIER

MALADIES GÉNÉRALES

En mettant en tête de ce premier chapitre ces deux mots : nous ne sommes peut-être pas tout à fait dans le vrai ; en effet, tout le monde sait que la plus petite lésion d'un appareil quelconque retentit toujours plus ou moins sur les autres ; mais pour plus de clarté, nous avons cru, qu'il était bon de réunir sous ce nom, quelques maladies types, très fréquemment observées, et dans lesquelles tout l'organisme se trouve atteint.

Nous diviserons ce chapitre en deux groupes :

Le premier sera tout entier consacré à la *fièvre typhoïde*, maladie sur laquelle on a beaucoup écrit, beaucoup discuté, et qui, cependant, fait encore aujourd'hui de nombreuses victimes. Nous n'en n'avons volontairement étudié que les deux côtés les plus intéressants pour le public.

Dans le second groupe nous rangerons les trois fièvres éruptives.

1°

LA FIÈVRE TYPHOIDE

Causes et Traitement

La fièvre typhoïde présente dans sa description de nombreuses difficultés. L'intérêt clinique qui s'attache à cette maladie est aussi grand que l'intérêt anatomo-pathologique, ce qui revient à dire que les plus petits côtés de la question mériteraient d'attirer notre attention ; mais malheureusement, pour nous conformer au plan que nous nous sommes tracé, nous sommes forcé de nous restreindre beaucoup; c'est ainsi que nous laisserons de côté tout ce qui est du domaine de la symptomatologie (symptômes et formes); cela pouvant être aisément connu du lecteur, si celui-ci se donne la peine d'ouvrir le plus élémentaire des manuels de pathologie.

Nous nous proposons tout simplement deux buts: D'abord lui apprendre à prévenir la maladie; ce point nous obligera à nous appesantir tout particulièrement sur l'étiologie ; en second lieu, lui montrer combien l'influence du traitement est grande, et combien les imprudences commises par le malade peuvent être graves ; à mon sens, en agissant ainsi ce n'est pas me débarrasser d'une tâche trop longue, mais c'est être pratique, c'est tout ce que je veux.

S'il est, par exemple de toute nécessité pour le médecin de connaître les lésions, les symptômes, les complications de la fièvre typhoïde, le malade par contre n'en a nul besoin.

Quelles sont donc les causes du fléau (le mot n'est pas trop fort)? Disons bien vite qu'il règne en France d'une façon permanente. Sait-on combien à Paris, (pour ne prendre comme exemple qu'une année bien proche de nous : 1882), sont entrés de malades dans les hôpitaux ? 9175. Ce nombre sans être aussi élevé, est tous les ans de plusieurs milliers. Il y a donc là un véritable péril contre lequel il faut réagir. On doit avancer sans crainte, que dans notre pays la fièvre typhoïde est *sporadique ;* malgré cela, bien des divergences d'opinions existent à propos de sa pathogénie :

1° Pour certains auteurs, le germe donnant naissance à la fièvre typhoïde provient toujours d'un typhique ; tous les cas se relieraient donc plus ou moins entre eux, formant ainsi une sorte de chaîne : 2° Pour d'autres, le miasme pathogène prend naissance dans des matières quelconques en putréfaction. Telles sont les deux théories en présence.

Nous arrivons alors à nous poser la question suivante. La fièvre typhoïde est-elle contagieuse ou ne l'est-elle pas ?

Il est à peu près admis aujourd'hui que la contagion existe à la condition pourtant que nous prenions soin de donner à ce mot *contagion* un sens large. Une localité dans laquelle on n'a jamais constaté le moindre cas de fièvre typhoïde, voit tout à coup cette maladie éclater chez elle à la suite de l'arrivée d'un sujet contaminé. Voilà qui semble prouver en faveur de la contagion ; mais, diront ses adversaires, si nous n'admettons pas qu'un typhique puisse produire directement le germe pathogène de la maladie, nous n'hésitons pas à reconnaître qu'il est producteur d'un principe toxique (capable, quelle que soit son essence, de donner naissance à la fièvre typhoïde). Ce germe est contenu dans les objets de literie, les linges, les vêtements, différentes matières excrétées par le malade ; sueurs, urines et surtout matières fécales, etc.

D'après des auteurs dont l'autorité fait loi, tels que Trousseau, Jaccoud, Colin, la contagion ne serait pas toujours suffisante pour rendre compte de l'apparition de la fièvre typhoïde. Il ne serait donc pas nécessaire, pour que la maladie se déclarât, que l'individu ainsi atteint eût été en contact avec un germe provenant d'un individu malade.

Les partisans de la non contagion possèdent bien des faits à l'appui de leur théorie. Ne voit-on pas la maladie faire tout à coup plusieurs victimes, dans un village, dans un couvent, dans une prison, sans que rien puisse expliquer sa venue ; le fléau n'éclate-t-il pas parfois dans des navires n'ayant pas été en rapport avec la terre depuis un temps assez long. Les partisans outrés de la contagion répondent à ces faits en prétendant qu'il s'agit là d'un retour à l'activité de germes qui pendant longtemps sont restés inactifs. Pour le professeur Jaccoud, *le méphitisme animal* est la seule cause qu'il soit nécessaire d'invoquer. D'autre part, Léon Colin pense, je crois avec raison, qu'il est assez extraordinaire que des foyers de matières en décomposition, étant capables de produire la dothiénentérie, restent eux-mêmes si souvent inactifs.

On peut, il me semble, résumer la question en disant que la putréfaction est l'un des éléments qui concourent à la pathogénie de la fièvre typhoïde, mais qu'elle n'en est pas la cause unique ; très probablement, ces matières empruntent leur principe typhogène à un agent quelconque de nature spécifique.

Causes directes. — Le rôle des eaux potables est de

la plus haute importance dans la propagation de la maladie. Tantôt ces eaux peuvent transporter des matières putrides *non spécifiques*, ou, au contraire, être souillées par des matières typhiques *spécifiques*. On voit, par exemple, dans les cas d'épidémie, le fléau se cantonner dans des habitations alimentées par la même fontaine. On a remarqué également que les habitants ne faisant pas usage de l'eau commune étaient généralement épargnés. L'eau de pluie est loin de donner l'immunité typhique à ceux qui la boivent, car avant de se déverser dans les rivières, les citernes, les réservoirs, elle a pu entraîner tous les germes contenus dans l'air.

L'influence saisonnière joue un rôle considérable ; à Paris, le minimum de fréquence correspond au mois de mai. Les cas deviennent de plus en plus nombreux jusqu'en octobre. C'est donc pendant la saison chaude qu'est le maximum, ce qui ne veut pas dire cependant que l'hiver soit absolument épargné.

On n'a qu'à vérifier ce qui s'est passé en 1880, 1881, pour être convaincu du fait.

Quant à la prédisposition individuelle elle est ici, comme ailleurs, toute puissante. La maladie frappe surtout les sujets au-dessous de trente ans. A partir de cet âge, elle acquiert une gravité exceptionnelle. Les fatigues physiques et morales sont des conditions favorables à son développement ; il en est de même du *non acclimatement*.

Il est à remarquer, en effet, que dans les grands centres, les individus frappés sont ceux qui sont arrivés depuis peu. Inutile d'ajouter que les conditions sociales (professions, misère, encombrement, etc.) sont des causes puissantes d'aggravation. En résumé, bien des points obscurs existent encore ; bientôt, très probablement, le jour se fera sur cette question, grâce aux progrès de la *micrographie*.

Cleps Mayer, Maragliano, ont décrit tour à tour un bacille, mais jusqu'ici la pathologie expérimentale n'a pas fourni de données certaines sur son action. On voit par conséquent combien les mesures prophylactiques devront être sévères, puisque cet ennemi se trouve inconnu dans son essence s'il ne l'est pas dans ses manifestations ; il faut s'en méfier toujours et partout ; c'est ce qui nous a déterminé à insister aussi longuement sur ce chapitre.

Traitement. — Avant de décrire le traitement proprement dit de la fièvre typhoïde, nous attirerons l'attention de nos lecteurs sur sa prophylaxie, c'est-à-dire sur les moyens qui sont les plus propres à empêcher son développement. Tenant compte de ce que nous avons établi précédemment à propos des eaux, nous dirons de suite que l'eau des sources éloignées de la ville devrait être seule employée ; de plus, nous nous élevons personnellement contre les réservoirs à ciel ouvert ; tel que celui qui existe à Paris, boulevard des Batignolles, et qui sert de déversoir aux eaux de la Dhuis. Il est malheureusement pénible de constater que dans la capitale du monde, les habitants sont obligés à certains moments de l'année de se servir des eaux de la Seine ou du canal pour leurs usages domestiques. Dans tous les cas, le danger sera passablement évité si l'on prend la peine de faire bouillir et filtrer les eaux devant être livrées à la consommation.

Indépendamment du danger tenant à l'eau, il y en a un autre tenant aux fosses d'aisance. Celui-ci, hâtons-nous de le dire, est bien atténué depuis la mise en usage des pompes à vapeur. Mais, il serait bon que les ingénieurs consentissent à se déranger pour ordonner la fermeture de la fosse, *immédiatement* après l'opération de la vidange, une désinfection aussi parfaite que possible ayant été préalablement effectuée. La plupart du temps, la cavité reste ouverte pendant de longues heures, il y a là une véritable source de miasmes, qu'un peu de diligence de la part du personnel administratif suffirait pour faire disparaître.

Je passe sous silence l'aération et la ventilation des maisons qui devraient être aussi parfaites que possible.

Toutes les règles d'hygiène privée, peuvent se résumer dans ces deux mots : *la propreté.*

Ces premiers éléments étant connus, il nous reste maintenant à parler des différents moyens que l'on a à sa disposition, lorsqu'on se trouve en contact avec un typhique.

J'insiste d'abord sur la désinfection des selles, qui doit être faite le plus vite possible ; une solution phéniquée à 5 grammes pour 100 remplit très bien le but. Les objets de literie, de pansements devront être trempés, aussitôt qu'ils auront été enlevés, dans de l'eau additionnée d'une petite quantité de chlorure de chaux.

Toute chambre ou toute salle contenant un typhique sera désinfectée au moyen de vaporisations phéniquées (le vaporisateur le plus simple est suffisant); nous n'insisterons pas davantage sur ces mesures purement préventives ; elles sont du domaine de l'hygiène générale et par conséquent d'une exécution facile.

Passons maintenant au traitement purement *curatif*.

Établissons en principe que tout individu atteint de fièvre typhoïde ne *doit pas absorber d'aliments solides;* malgré cela, *il doit être nourri*.

Voici en quelques mots le régime alimentaire que je conseille lorsque je suis appelé à soigner un typhique : je fais prendre de sept à dix fois par jour la valeur d'une tasse à café de bouillon, auquel ont été préalablement ajoutées deux ou trois cuillerées à bouche d'extrait de viande produit par la marmite dite *américaine ;* plus deux cuillerées à café de jus de viande sorti d'une petite presse affectée à cet usage. Comme boisson, tantôt des grogs (un verre à liqueur de cognac de bonne qualité pour un verre d'eau non sucrée) ; tantôt du vin additionné d'eau ; une demi-bouteille ou même plus, de vieux Bordeaux dans les vingt-quatre heures n'est pas de trop.

Bien des médecins prescrivent dans la dothiénentérie, l'usage presque exclusif du lait ; malheureusement, celui-ci n'est pas toujours bien toléré, et sans repousser absolument le régime lacté, je préfère de beaucoup et, cela pour bien des raisons, le précédent.

Y a-t-il un agent capable d'entraver dans sa marche la fièvre typhoïde ?

Nous sommes, nous l'avouons sans peine, assez embarrassé pour répondre à cette question. Dès le début, il est bon de donner le sulfate de quinine. Mais dès que les selles sont devenues *abondantes* et *nauséabondes*, on doit immédiatement instituer le traitement que M. Bouchard a préconisé dans ces derniers temps. L'éminent professeur de la faculté obtient *l'antisepsie* presque parfaite de l'intestin au moyen du naphtol qu'il associe au salicylate de bismuth.

Naphtol β précipité } āā 0 gr. 20 centigr.
Salicylate de bismuth } à 0,30 centigr.

pour un cachet
De 4 à 10 par jour

La désinfection des selles est complète, et on peut dire qu'à l'heure actuelle, grâce à cette méthode, le nombre des victimes que fait chaque année la fièvre typhoïde est considérablement diminué.

Un mot maintenant de ces *rechutes* que le médecin prend si à cœur d'éviter, et que le malade par sa faute s'empresse toujours de produire.

Elles sont la plupart du temps plus graves que la maladie première, et proviennent à peu près constamment, soit d'un écart de régime, soit d'une alimentation prématurée.

La plus petite parcelle de matière solide introduite dans l'estomac, une simple bouchée de pain, par exemple, peuvent suffire pour provoquer une rechute. Les convalescents, très heureux d'aller mieux, écoutent les conseils des personnes qui les entourent, et considèrent comme nulles les recommandations dictées par une prévoyance acquise. Grâce à des observations journalières, il n'y a pas un seul d'entre nous qui n'ait assisté à ces rechutes.

N'ayant voulu traiter la question que sous un point de vue général, je n'ai fait qu'esquisser le traitement. Chaque cas comporte une indication particulière, de même que chaque complication nécessite des soins appropriés à sa nature.

Si par cette simple ébauche j'ai pu réussir à mettre en garde le lecteur contre certains dangers, mon but aura été rempli.

2°

FIÈVRES ÉRUPTIVES

LA ROUGEOLE

En raison de sa fréquence, la rougeole doit être connue des mères de famille; c'est pourquoi nous lui donnons la première place, bien que sa gravité soit beaucoup moindre que celle de ses deux sœurs, la variole et la scarlatine.

La maladie s'annonce par des frissons, de la fièvre, des douleurs de tête, une lassitude générale ; les yeux deviennent brillants, humides, le nez coule abondamment, le larynx et les bronches se prennent. Cette période, dite d'*invasion*, dure environ quatre jours. C'est à ce moment qu'apparaît l'*éruption* débutant par la face pour envahir ensuite tout le corps. Deux ou trois jours après survient la *desquamation*, l'épiderme se soulevant sous la forme d'une petite poussière très fine. A partir de ce moment, tous les symptômes s'amendent et le malade entre en convalescence. Quatorze jours environ se seront passés pendant l'évolution de ce petit drame.

Malheureusement, il n'en est pas toujours ainsi. L'éruption peut s'arrêter brusquement, les taches disparaître et le malade mourir; c'est ce que dans le public on appelle : la *rougeole rentrée*. D'autres fois, les complications seront d'une gravité exceptionnelle, la bronchite peut occuper toute la scène et devenir mortelle; on a observé également la perte de la vue, des adénites, des gangrènes diverses, des maladies chroniques de l'oreille, etc...

Quelle est donc la cause de cette maladie qui, en somme, à Paris, comme ailleurs, fait bien des victimes?

Endémique et contagieuse, elle frappe surtout le jeune âge, à l'exception cependant du nourrisson qui en est à peu près préservé. A partir de la première année, la réceptivité augmente pour atteindre son maximum de trois à cinq ans. De cinq à dix, grâce à la contagion si fréquente dans les écoles, le nombre des cas est encore considérable.

Une première atteinte du fléau préservant d'une seconde, on comprend facilement que, vu la fréquence de la rougeole, les adultes doivent être atteints moins souvent que les enfants. Ils n'y sont réfractaires que s'ils ont été contaminés une première fois.

Endémique, contagieux et quelquefois même épidémique, ce mal doit être énergiquement combattu sous ces trois points de vue. Voici ce que nous conseillons à ce sujet :

1° Tout enfant atteint de rougeole sera immédiatement isolé des autres enfants. (Ne pas oublier que les personnes adultes, en contact avec le petit malade, devront pour elles-mêmes prendre toutes les précautions hygiéniques possibles);

2° La maladie une fois terminée, la chambre dans laquelle aura séjourné l'enfant sera soumise à une désinfection complète ainsi que tous les objets, draps de lit, linges, etc... qui auront pu être contagionnés par lui;

3° Toute pension dans laquelle un seul cas *bien constaté* de la maladie aura été signalé, devra être impitoyablement fermée pendant quelques jours afin d'être soumise à une désinfection des plus minutieuses.

Le traitement curatif proprement dit est de peu d'importance. On se contentera de prescrire quelques tisanes chaudes. S'il y a menace de bronchite, quelques cuillerées à café de sirop d'ipécacuanha seront nécessaires. La convalescence devra être surveillée avec le plus grand soin, un simple refroidissement pouvant amener des complications pulmonaires graves.

LA VARIOLE

La variole est peut-être de toutes les maladies contagieuses celle dont le pouvoir de transmission se conserve le plus longtemps.

C'est une maladie fort anciennement connue, quoi qu'on en dise, puisqu'elle a été mentionnée pour la première fois en l'an 622 de notre ère, sous le nom de *djidri*. Au xe siècle seulement, un médecin perse du nom de Rhazès, la décrit d'une façon à peu près nette. Originaire de l'Asie centrale, elle fut importée par les Sarrasins en Afrique d'abord, puis dans les provinces méridionales de l'Europe; le Nord ne fut guère envahi qu'au temps des Croisades. Inconnue de tout temps en Amérique, elle fit son apparition dans le nouveau monde le jour où nos vaisseaux en touchèrent les côtes; les îles de l'Océan reçurent le triste dépôt de la même manière; aujourd'hui, on peut avancer que la variole existe partout où la civilisation existe, ce qui revient à dire qu'elle est, d'une façon générale, endémique. A cela nous ajouterons : souvent épidémique et toujours contagieuse.

Les ravages que causa cette maladie furent terribles, jusqu'en 1798, époque à laquelle un simple médecin, Édouard Jenner, auquel l'humanité tout entière devrait élever une statue d'or, reconnut que la variole de l'homme avait des analogies avec le *cowpox* de la vache (*variola vaccinæ*). Il eut l'idée d'inoculer le cowpox à l'homme, et il s'aperçut que celui-ci était préservé de la variole. La plus belle conquête de la science venait de s'effectuer; ajoutons qu'en savant consciencieux, Jenner ne publia qu'en 1798 ce qu'il avait trouvé dès 1776. Inutile de dire que cette découverte suscita de nombreuses discussions dans le monde savant et à plus forte raison dans le vulgaire. Aujourd'hui, il n'y a pas un médecin digne de ce nom qui ne croie à la préservation de la variole par la vaccine; les quelques dissidents qui peuvent exister encore se contentent d'avancer que si l'inoculation du cowpox ne préserve pas de la maladie, elle en atténue du moins la gravité; qu'on nous permette de ne pas insister davantage sur ce point.

La variole étant un véritable poison, quelles sont les conditions nécessaires à son développement? Pour qu'un individu soit atteint par la variole, il faut: 1° Que cet individu se trouve en contact avec le poison variolique; 2° Qu'il soit en état de réceptivité. La nature de ce virus est absolument inconnue; il se trouve dans les pustules, les croûtes, le sang, la sueur des malades. Il se conserve presque indéfiniment; n'a-t-on pas vu des fossoyeurs être atteints de variole pour avoir exhumé, après quinze ans, des cadavres de varioleux?

Pour ce qui est de la réceptivité, nous dirons qu'une première atteinte de la maladie préserve presque inévitablement d'une seconde; cette règle cependant n'est pas sans exception; nous ne citerons que pour mémoire le cas de Louis XV, qui mourut à soixante-quinze ans d'une variole confluente (?) après avoir été atteint une première fois à l'âge de quatorze ans.

Certaines personnes, d'autre part, ne seront jamais aptes à contracter la maladie sans qu'on puisse s'expliquer le fait, soit par une variole antérieure, soit par une vaccination; le virus variolique dans ce dernier cas ne diffère guère des autres poisons morbides humains.

Deux mots maintenant de l'évolution de la maladie.

La variole, après une période d'*incubation*, qui varie de six à onze jours, s'annonce par trois grands symptômes qui ne manquent jamais : la fièvre, les vomissements et les douleurs lombaires ; ces dernières tiennent à une véritable congestion de la moelle épinière ; elles s'accompagnent, en effet, presque toujours, d'un affaiblissement des jambes, d'un peu de paresse de la vessie et du rectum. Cette période, dite d'*invasion*, dure trois jours environ, quelquefois moins ; c'est alors que la fièvre tombe et que se déclare l'*éruption* débutant par la tête et le cou, pour descendre vers les membres inférieurs. Elle est complète en trente-six heures. Elle est constituée tout d'abord par des *papules* qui, en se gonflant, prennent la forme de *vésicules,* puis de *pustules ;* au bout de vingt-quatre ou trente-six heures, le liquide qui remplit ces dernières devient purulent. En ce moment, la fièvre reparaît ; c'est là la période de *suppuration*, dont la durée est de cinq à six jours. Au bout de ce temps, ou bien la pustule éclate en laissant échapper son contenu, ou bien ce dernier se dessèche, en formant une sorte de croûte, d'aspect caractéristique, ces croûtes se détachent vers le quinzième ou dix-huitième jour, laissant après elles ces cicatrices que tout le monde connaît.

Selon le degré de l'éruption, on dit que la variole est *discrète* ou *confluente.*

Les complications sont nombreuses : la mort peut être non seulement causée par la maladie elle-même, mais encore par une pneumonie, une pleurésie, une laryngite, un œdème de la glotte : on a observé fréquemment la gangrène de la bouche, des hémorrhagies diverses, en particulier sous la peau (variole noire) ; les phénomènes nerveux sont presque constants (délire, convulsions, congestion cérébrale) ; les maladies du cœur auraient même été la cause de certaines morts subites : il n'est pas rare enfin de voir la variole guérir, mais laisser après elle certaines lésions graves, telles que, la fonte de l'œil, les maladies chroniques de l'oreille, etc., etc.

Maladie fort grave en résumé, la variole fait actuellement à Paris de nombreuses victimes ; si nous consultons le *bulletin de la statistique municipale*, nous trouvons, le 31 décembre au matin [1] 89 varioleux en traitement dans les

1. (31 décembre 1887) Cette chronique est en effet parue dans le *Mot d'Ordre,* le 11 janvier 1888.

hôpitaux; la moyenne des morts est d'environ quatre par septenaire. Ces cas, dans une ville comme Paris, sont encore de beaucoup trop nombreux.

Si l'on nous interroge sur les motifs d'un pareil état de choses, notre réponse ne sera malheureusement que trop facile ; la Vaccine n'est pas obligatoire en France.

Pour empêcher les cicatrices qui ne peuvent manquer de se produire, il existe un procédé qui m'a donné dans ma clientèle d'excellents résultats. J'avoue que pour s'en servir, il faut être doué de patience et avoir à sa disposition bien du temps.

Voici en quoi il consiste :

Il s'agit, en pleine période de suppuration de piquer chaque pustule au moyen d'une aiguille rendue parfaitement aseptique. On enlève le pus avec un peu d'ouate hydrophile, puis on introduit dans la petite plaie un pinceau très fin préalablement trempé dans la glycérine légèrement phéniquée. On comprend facilement que des heures sont nécessaires pour mener à bien ce véritable travail, et pourquoi ce procédé n'est pas entré encore dans la pratique courante.

LA SCARLATINE

La scarlatine n'est bien classée comme entité morbide que depuis 1556. C'est Ingrassias, le premier, qui la décrivit sous le nom de *rossania ;* après lui, en 1578, un médecin de Poitiers, Jean Coytarr, fit paraître sur elle une excellente monographie. Depuis, les travaux se sont multipliés, mais ce n'est que Sydenham qui lui donna le nom de *scarlatine*. Pendant les XVIIe et XVIIIe siècles, elle régna à plusieurs reprises d'une façon épidémique ; nous trouvons sur ce sujet plusieurs relations fort intéressantes. Depuis, les études se sont multipliées ; c'est grâce à ces dernières surtout que la maladie qui nous occupe est aujourd'hui reconnue sans conteste comme l'une des affections les plus sérieuses que le médecin puisse avoir à soigner.

La scarlatine s'annonce par un état général grave, de la fièvre qui devient en peu de temps d'une extrême violence (c'est de toutes les fièvres éruptives celle qui produit la température la plus élevée) : en même temps apparaît une véritable angine : la gorge est sèche, rouge, douloureuse, les ganglions sous-maxillaires se prennent; Ces phénomènes, par leur ensemble, forment la période dite d'*invasion* dont la durée n'est que de 12 à 36 heures; à ce moment se déclare l'*éruption* caractéristique débutant par le cou, les bras, le tronc au lieu de commencer par le visage comme la variole et la rougeole. Cette seconde période pendant laquelle persistent l'angine et la fièvre dure de 5 à 6 jours. Bientôt l'épiderme se soulève et se détache sous forme de lambeaux plus ou moins larges. C'est aux pieds que ces lambeaux sont surtout étendus; aux mains ils ressemblent à de vrais fragments de gants.

Cette dernière période dite de *desquamation*, ne prend fin dans certains cas qu'au bout de 15 jours. La durée totale de la scarlatine varie entre 15 et 25 jours.

Cette maladie dont nous n'avons pu, bien malheureusement, que donner une esquisse trop superficielle, est surtout grave par les complications qu'elle entraîne à sa suite. Au premier rang de celles-ci, nous placerons les hydropisies dues à une altération des reins (mal de Bright). Le système nerveux a été souvent attaqué : on observe alors du délire, des convulsions, de la dyspnée, quelquefois même la mort subite. L'angine initiale a pu devenir d'une gravité exceptionnelle; elle aurait pris dans certains cas la forme diphtéritique. On a également noté la suppuration des ganglions sous-maxillaires (bubons scarlatineux), la gangrène de la bouche, des nausées, des vomissements, etc. Quoique plus rarement que dans la rougeole, la mort peut survenir à la suite de complications, telles que la pleurésie, la pneumonie, la péricardite, l'endocardite, etc. Le Pr G. Sée a signalé dans la convalescence le rhumatisme et la chorée ou danse de Saint-Guy.

La scarlatine est une maladie essentiellement épidémique et contagieuse; la voie respiratoire constituerait la principale porte d'entrée du virus; les vêtements, les objets de literie, les linges, sont autant de moyens de contagion. En Angleterre, on aurait observé certaines épidémies transmises par le lait. Dans l'une d'elles, si l'on en croit nos confrères d'Outre-Manche, la maladie ne se serait déclarée que dans les maisons où l'on recevait le lait venant d'une laiterie où régnait la scarlatine. La ténacité du virus est extrême. Citons à ce propos le fait bien connu d'un individu qui fut atteint d'une scarlatine transmise par une lettre. Souvent épidémique, elle est à Paris à peu près endémique. Il n'y a pour ainsi dire pas de semaine où l'on ne puisse en observer au moins quelques cas. Elle serait, d'après le *Bulletin hebdomadaire de la statistique municipale*, la cause d'une moyenne de 5 à 10 cas de mort par huit jours.

Elle attaquerait surtout l'adolescence, mais pour être tout à fait dans la vérité, nous ne devons pas hésiter à dire que sous le rapport de l'âge, elle ne connaît guère de préférence. Les deux sexes sont à peu près également frappés. Une première atteinte ne préserve pas toujours d'une seconde.

Ce tableau tout en ne donnant de la scarlatine qu'un aperçu fort général, aura eu surtout pour but de montrer à nos lecteurs la gravité extrême de cette maladie, gravité qui réside presque toujours dans les affections qui viennent la compliquer.

L'attention devra être surtout portée du côté de l'appareil rénal; c'est pourquoi le régime lacté institué dès le début empêchera une complication quelquefois fatale; les urines devront être examinées au point de vue de l'albumine, non seulement pendant la maladie, mais encore pendant la convalescence.

Contre l'élévation de la température, nous conseillerons quelques bains frais. Lorsque l'éruption se fait mal, on peut donner l'acétate d'ammoniaque; les troubles nerveux seront combattus par les antispasmodiques; le collapsus par les injections sous-cutanées d'éther.

CHAPITRE II

MALADIES DU SYSTÈME NERVEUX

De tout temps, les maladies du *système nerveux* ont été étudiées, néanmoins ce n'est guère que depuis ces dernières années qu'elles ont été bien décrites et bien classées. Les premiers auteurs qui aient fait le jour dans ce dédale, qui aient éclairci ce véritable brouillard, sont Longet et Claude Bernard, grâce à leurs recherches anatomiques et physiologiques.

Mais cette étude n'a pris les développements qu'elle comportait que grâce aux merveilleux travaux de toute l'école de la Salpêtrière, ayant à sa tête le professeur Charcot ; mais pour s'intéresser aux manifestations pathologiques de ce système, il est indispensable d'en connaître l'anatomie dans ses détails les plus intimes ; dans un livre comme celui-ci, constitué uniquement par une série de *tableaux frappants*, du moins nous l'espérons, il n'est guère possible de donner place à des descriptions anatomiques. Nos lecteurs n'attendent certes pas de nous que nous leur parlions des *Tumeurs cérébrales*, des différentes variétés d'*hémiplégies, de paralysies*, que nous les entretenions des *hémorrhagies* ou des *ramollissements bulbaires*, de la *sclérose en plaques*, de la *paralysie labio-glosso-laryngée*, etc., etc. Nous serions non seulement fastidieux, mais encore nous ne remplirions pas notre but. Nous avons fait une exception pour l'*apoplexie;* on verra facilement pourquoi en lisant les quelques pages qui lui sont consacrées.

Nous avons laissé également de côté toutes les maladies de la *moelle épinière*, nous contentant de parler du traitement si, à l'ordre du jour, d'une d'elles l'*ataxie locomotrice*, traitement qui paraît jouir d'une réelle efficacité. Toute notre attention s'est trouvée ainsi concentrée sur la pathologie de certains nerfs périphériques. Nos lecteurs y trouveront leur compte, nous en sommes certain.

L'ANGINE DE POITRINE

On désigne en médecine sous ce nom une maladie qui malgré sa fréquence et sa gravité est assez peu connue du grand public ; c'est cette raison qui nous détermine à attirer aujourd'hui sur elle l'attention de nos lecteurs.

Au point de vue général, nous dirons que l'*angine de poitrine* est une affection caractérisée par une *douleur précordiale* et un sentiment d'*angoisse* d'une forme absolument spéciale, phénomènes ne survenant que *par accès*. La maladie débute tout à coup au milieu d'une santé parfaite ; les attaques peuvent survenir aussi bien pendant le travail que pendant le repos.

Le malade ressent brusquement une douleur terrible au niveau de la région du cœur, douleur s'accompagnant d'un sentiment de constriction inexprimable, d'une suffocation plus ou moins intense ; il éprouve en même temps cette sensation étrange et terrible à la fois *de la vie qui s'en va*. L'immobilité est absolue, la face est pâle (dans bien des cas elle conserve sa coloration normale). Souvent le corps est couvert de sueur. Au bout de quelques instants, ou bien le malade tombe en syncope, dans un état demi-comateux, ou bien il exécute plus ou moins difficilement quelques inspirations qui marquent la fin de l'accès. Pendant ce temps, la respiration peut rester jusqu'à un certain point régulière, les battements du cœur sont considérablement diminués ; bon nombre de fois j'ai vu ces battements diminuer de nombre, mais augmenter d'intensité.

Le caractère de la douleur est toujours le même ; c'est répétons-le, un sentiment de constriction et d'angoisse qui n'occupe pas malheureusement toujours la région du cœur seul : souvent les phénomènes douloureux s'irradient vers le cou, le menton, la mâchoire inférieure, bien des fois le bras gauche.

Ici un point important est à noter : la souffrance n'est augmentée ni par la pression, ni par les mouvements des muscles de la respiration. Le bras, siège de la douleur, se meut librement ; fort souvent on voit survenir des nausées, des vomissements, du hoquet.

La fin de l'accès est caractérisée, soit par la cessation brusque de tous les symptômes, soit par des éructations gazeuses, soit par une abondante émission d'urine.

L'accès terminé, le malade éprouve d'autres troubles : une fatigue légère, un peu de tristesse et d'anxiété, causées par la crainte d'une nouvelle et prochaine attaque.

La *durée* des accès est très variable ; plus la maladie est ancienne, plus ils sont longs. Au début de l'angine de poitrine tout se passe en quelques secondes ou quelques minutes ; plus tard on a vu un seul accès occuper une ou plusieurs heures.

Les accès nocturnes apparaissent d'une façon toute spontanée, mais lorsqu'ils surviennent pendant le jour, ils sont provoqués par des causes diverses : n'en citons que quelques-unes : les émotions morales, la colère, les chagrins subits ou prolongés, les inquiétudes, le surmenage intellectuel, les travaux physiques exagérés, les efforts de toux, les fonctions naturelles, la marche, l'ascension des escaliers, etc.

Quelle est donc la cause première de cette maladie?

Il règne encore aujourd'hui dans la science sur ce sujet une obscurité à peu près complète. On a voulu diviser cette affection en deux catégories, selon qu'elle était *primitive* ou *secondaire*. Bien des discussions ont eu lieu sur ce point, bien des articles ont été publiés, bien des théories mises en avant ; aucune observation, soit clinique, soit anatomo-pathologique, ne permet de dire ce que c'est à proprement parler que l'angine de poitrine.

Il est malheureusement préférable, à mon avis, d'avouer franchement que les connaissances de la médecine contemporaine sont ici fort restreintes.

C'est cependant l'une des maladies les plus sérieuses qu'un médecin puisse avoir à soigner. Une seule attaque suffit pour tuer un individu ; ce ne sont pas là pourtant les cas les plus communs : la maladie est presque toujours chronique ; en effet, comme l'a dit le professeur Jaccoud, elle se termine presque inévitablement de trois façons différentes. Dans une première catégorie de faits, le malade meurt subitement. Dans une deuxième, il succombe plus ou moins lentement à l'affection du cœur dont l'angine de poitrine pour bien des médecins ne serait que le symptôme; dans une troisième catégorie enfin, les phénomènes peuvent disparaître et s'amoindrir au bout d'un temps plus ou moins long, la lésion cardiaque suivant à son tour l'évolution que lui commande sa nature et se chargeant de tuer le malade.

Le pronostic est donc assez grave.

Les accès rapprochés, pour Desportes, altéreraient promptement la constitution ; les accès très éloignés les uns des autres amèneraient plus rapidement la mort. Elle surviendrait dans ce dernier cas dans le troisième ou quatrième accès. D'après mes observations personnelles, bien des restrictions sont à faire sur ce dernier point.

Il est difficile de parler ici du traitement de cette affection. Les soins qui doivent être donnés au moment des accès sont à la portée de tout le monde. Ils ne sont malheureusement pas d'une très grande efficacité ; frictions calmantes, médicaments antispasmodiques, etc. L'électricité ne paraît pas avoir donné jusqu'ici de résultats bien nets. Le rôle du médecin, d'un autre côté, est considérable ; en effet, c'est en connaissant les causes directes ou indirectes des attaques d'angine de poitrine qu'il pourra en empêcher le renouvellement. Il devra surtout prohiber l'usage du café, du thé, des boissons excitantes ; l'influence du tabac est également des plus nocives. En somme, éviter les émotions morales vives ; avoir une vie calme ; telles sont les deux règles qui doivent être suivies. Elles feront plus que tous les médicaments du monde.

LA MIGRAINE

L'une des maladies sur lesquelles on a certainement le plus écrit, le plus discuté, le plus parlé. Que de choses ont été imprimées à son sujet ! Ma chronique d'aujourd'hui ne serait pas suffisante pour en faire une énumération même des plus succinctes. Malheureusement, ici comme ailleurs, la quantité ne remplace pas la qualité. Tous les médicaments, toutes les préparations, tous les remèdes ont été conseillés contre elle. La diversité de ces moyens démontre assez leur peu d'efficacité. Les migraineux continuent à souffrir de leur migraine comme par-devant ; il est vrai que les théories succèdent aux théories.

Je ne sais trop si cela peut accorder à ces malheureux un soulagement quelconque, mais à qui la faute? Aux intéressés d'abord, qui s'obstinent à vouloir traiter eux-mêmes leur mal par des moyens, la plupart du temps absolument ridicules, et en second lieu à la routine scientifique, grâce à laquelle on persiste à décrire la migraine comme une véritable entité morbide, ce qui est entièrement contraire à toutes les observations, cette affection n'étant, à proprement parler qu'un ensemble de symptômes, ou, si l'on préfère, un grand syndrome clinique sous la dépendance d'un état plus ou moins pathologique. Elle conservera toujours ses principaux caractères, trop connus de tout le monde pour que nous en donnions même fort brièvement une description qui serait d'ailleurs très incomplète. Si nous interrogeons, par exemple, cent migraineux pris tout à fait au hasard, pas un ne nous donnera un aperçu de son mal de la même manière, et ceci, pourquoi ? Par cette raison bien simple que pas un ne souffre du même mal. Comme on l'a dit fort justement : *chacun a sa migraine.*

Au premier rang de toutes les causes qui peuvent engendrer cette affection si douloureuse, nous rangerons l'hérédité. Il est presque certain qu'un migraineux engendrera un migraineux. Mais bien des fois ce n'est pas à cette diathèse même que l'on aura affaire ; c'est ainsi que la goutte, l'épilepsie, l'arthritisme chez un ascendant seront des causes puissantes de migraine chez le descendant. Si ce dernier n'a pas à son passif l'un de ces tristes héritages, on trouvera alors chez lui ce que l'on appelle le tempérament nerveux, l'hypocondrie, l'herpétisme, etc., etc.

Il est prouvé aujourd'hui que la migraine n'atteint que fort rarement les personnes dites pléthoriques; c'est aux natures impressionnables, irritables, à toute cette catégorie de gens esclaves et non maîtres de leur système nerveux qu'elle s'adresse surtout.

Et cela est si vrai, que l'on place habituellement parmi les causes les plus fréquentes de la migraine, les maladies de l'estomac, telles que la dyspepsie, les gastrites, les maladies de l'intestin, telles que la constipation, l'irrégularité des selles. Ces deux théories plaident en notre faveur. Tous les observateurs sérieux n admettent-ils pas à l'heure actuelle que les troubles digestifs, à très peu d'exceptions près, sont presque constamment sous la dépendance d'un état général en dehors de la normale. Mettant en pratique les quelques idées que je viens d'énoncer, je n'hésite pas, toutes les fois que je me trouve en présence d'un sujet atteint de migraine, à étudier le plus complétement possible son état général, car c'est presque toujours là qu'il faut frapper, si l'on veut frapper juste.

Disons en terminant que certaines migraines peuvent être liées à des troubles menstruels divers ; on a vu, par exemple, des femmes dont les indispositions de chaque mois ne se produisaient qu'accompagnées de phénomèmes migraineux.

Quant aux causes de l'accès proprement dit, elles sont infinies ; en première ligne, citons l'excès de travail, les fatigues intellectuelles, les émotions morales, les odeurs fortes (agréables ou désagréables) les mauvaises digestions, une lumière trop vive, le séjour dans des chambres trop chaudes, etc...

Tous ces facteurs, bien entendu, ne jouent dans l'éclosion de la maladie que des rôles fort accessoires.

Le traitement sera basé sur toutes les considérations que nous venons d'énoncer. Tout malade, par conséquent, devra bien se convaincre qu'avant de vouloir traiter cette maladie, il sera nécessaire d'en connaître l'origine. C'est cette étude qui permettra seule de prévenir les accès si terribles et surtout si douloureux de la migraine, de les rendre dans tous les cas moins fréquents. C'est là déjà, à notre avis, un point d'une certaine importance.

Parmi toutes les médications proposées nous ne retiendrons que celle par l'antipyrine, qui fournit réellement chaque jour des résultats merveilleux. L'antipyrine se donne surtout en cachets de 0,50 centigrammes ; on peut monter jusqu'à 4 et même 5 grammes. On peut également l'ordonner en solution ou en potion ; mais ce mode d'administration est peut-être plus coûteux ; considération qui n'est pas à dédaigner.

LE MAL PERFORANT

C'est sur l'une des affections les plus curieuses de la pathologie que je me propose aujourd'hui d'attirer l'attention de mes lecteurs.

Le mal plantaire perforant n'avait guère été étudié avant 1852 ; c'est à l'un de nos illustres compatriotes, Nélaton, que nous en devons la première description à peu près complète.

La lésion se développe le plus généralement à la face plantaire du pied, d'où son nom.

Le siége le plus commun est au-dessous du gros orteil. On en a également observé, bien que plus rarement, au niveau du talon.

Le malade croit tout d'abord avoir affaire à un simple cor, à un simple durillon ; le médecin, naturellement, n'est jamais consulté à cette première période ; mais, par suite de la marche et du frottement, les tissus et les organes sous-cutanés s'enflamment, l'épiderme se trouve séparé de ces dernières parties par un liquide purulent ; il se perfore bientôt, accident qui produit une sorte de petit ulcère constitué par un rebord épaissi limitant un pertuis central, ulcère dont les dimensions ne dépassent guère, du moins le plus généralement, celles d'une pièce de cinquante centimes ou d'un franc.

Dans la troisième période, toutes les parties molles profondes sont atteintes ; dans une quatrième enfin, les os eux-mêmes sont lésés, il se produit de l'ostéite et de la carie.

Si la maladie siége au niveau d'une articulation, celle-ci s'altère, les mouvements subissent par conséquent une gêne plus ou moins considérable.

L'un des caractères les plus bizarres que possède cette ulcération, c'est d'être absolument insensible : que l'on enfonce, par exemple, à son niveau, une épingle, même jusqu'à l'os, l'individu ne sentira rien. Cette insensibilité peut même s'étendre assez loin du point malade ; c'est ainsi que toute la plante du pied, une certaine partie de la jambe sont à peu près anesthésiées ; on comprend donc que les malades porteurs de cette ulcération puissent marcher, sans, pour ainsi dire, s'en apercevoir.

On observe, en même temps, pas toujours cependant, certaines altérations du côté des tissus voisins : la peau devient sèche, écailleuse, la longueur des poils augmente, leur épaisseur diminue, les ongles sont jaunâtres, leur transparence n'existe plus, la peau prend même parfois une teinte brune.

Quelles sont donc les origines d'un mal si bizarre ?

Les causes premières résident, le fait est parfaitement prouvé aujourd'hui, dans une altération du système nerveux. Les lésions de la moelle épinière, tels sont les facteurs seuls, ou du moins à peu près seuls, qu'il faut incriminer. C'est, en somme, ce que l'on appelle, en terme de médecine, un *trouble trophique.*

J'ai dit : à *peu près seuls* ; en effet, si la moelle joue presque toujours le rôle de cause efficiente, il n'est pas rare non plus de voir les nerfs périphériques entrer aussi en jeu. Un exemple à l'appui : n'a-t-on pas vu un mal perforant survenir à la suite d'une blessure du nerf sciatique faite par un coup de feu ?

Mais au premier rang de toutes les affections médullaires, nous devons ranger l'ataxie locomotrice, cette myélite chronique à faces multiples, si à l'ordre du jour, grâce aux travaux de Charcot, mais sur laquelle la lumière est loin d'être entièrement faite.

Il ne faudrait pas être trop absolu et rattacher tous les maux perforants à une maladie du système nerveux ; il y en a certainement qui peuvent tenir à d'autres causes. C'est ainsi que Lucain, en 1868, en avait établi trois classes : dans une première, il rangeait les ulcères proprement dits ; dans une seconde, les ulcères dépendant du système nerveux ; dans une troisième enfin, ceux d'entre eux qui se rapportaient à une lésion de l'appareil musculaire.

Quoi qu'il en soit, le mal perforant plantaire est surtout une maladie de l'âge mûr ; on l'observe cependant chez le jeune homme ; quelques cas auraient même été signalés chez des enfants ; ceux-ci méritent confirmation. Je ne parlerai pas dans cette chronique des maux perforants occupant d'autres régions, la question serait trop longue.

Pour nous résumer, disons que c'est une affection fort sérieuse, en raison des difficultés qu'offre sa guérison et des récidives qui sont plus que fréquentes. Son pronostic sera d'ailleurs subordonné à la maladie primordiale dont elle n'est que l'un des nombreux symptômes.

Son traitement est malheureusement à peu près nul ; il faut en convenir: on pansera le mal, on ne le guérira pas ; j'ai vu à ce sujet pratiquer certaines opérations : toujours des récidives ont eu lieu.

Je n'ai eu qu'une idée en écrivant cet article : montrer combien il est important de connaître, dès le début, un mal si bénin en apparence et dont l'évolution est si lente. C'est lui, en effet, qui mettra le praticien habile sur la piste d'une autre affection plus grave qui, non traitée ou traitée d'une façon intempestive, abrégera bien vite les jours du malade qui n'a même pas conscience de la gravité de son état.

LA SCIATIQUE

La sciatique ou pour parler plus clairement, la névralgie sciatique, est une affection qui a dû faire souffrir bien des gens depuis que le monde est monde ; la science, cependant, n'a sur elle des notions bien précises que depuis fort peu de temps ; c'est en 1764 seulement que Cotugno en donne une bonne description. Bomberg, en 1840, Valleix en 1851 et, plus tard, Lasègue en 1864, débrouillent complétement le terrain. Depuis, les études se sont multipliées et on peut dire que cette affection si douloureuse est aujourd'hui parfaitement connue et parfaitement décrite.

La douleur, telle est toute la maladie ; elle peut n'apparaître qu'à certains moments, souvent elle est continue, s'exagérant bien entendu au moindre mouvement ; l'énergie musculaire devient moindre ; le membre, qu'on nous permette l'expression, se nourrit mal, il *souffre*.

Cette douleur, quelle qu'en soit la cause, siége toujours sur le trajet du nerf sciatique, et ceci est tellement vrai que j'ai vu certains malades indiquer rigoureusement avec le doigt la ligne que suit le nerf, ligne que les médecins seuls peuvent connaître. Plusieurs points sont de véritables foyers de douleurs ; je ne puis malheureusement les décrire ici ; je serais obligé d'employer un langage purement anatomique, dont l'aridité intéresserait certainement peu nos lecteurs.

Le nerf n'est pas toujours pris dans son entier ; dans le plus grand nombre des cas, la maladie siége dans la portion supérieure ; la portion inférieure n'est prise que plus rarement. La douleur est augmentée par la pression, les mouvements, la marche, les efforts, les fatigues ; le membre est souvent demi-fléchi. Il peut être agité par des spasmes et de véritables secousses convulsives.

Nous avons dit tout à l'heure que le membre souffrait dans sa nutrition ; cette proposition est si vraie que la peau peut offrir des lésions plus ou moins bizarres : elle est pâle, anémiée, sèche, parfois livide, tout particulièrement dans les vieilles sciatiques ; on a noté aussi le développement exagéré des poils.

Quelles sont donc les causes de la sciatique ? C'est de toutes les névralgies celle qu'il est donné au médecin d'observer le plus fréquemment. C'est surtout l'âge adulte qui est frappé ; les cas les plus nombreux sont de trente à cinquante ans. De vingt à trente, elle n'est cependant pas rare ; les hommes sont plus souvent atteints que les femmes : on doit incriminer l'influence exercée sur le sexe masculin par les différences de température et les fatigues musculaires ; c'est ainsi que les hommes forts et robustes, les travailleurs en un mot, y sont plus prédisposés que les gens faibles et lymphatiques. Elle est plus que commune chez les rhumatisants ; une sciatique longue, sujette à des récidives, est presque toujours l'une des manifestations d'un rhumatisme constitutionnel. N'oublions pas de signaler en passant une variété de sciatique fort intéressante à étudier par ce fait qu'elle est sous la dépendance directe de la diathèse goutteuse. Nous passerons, par contre, sous silence la sciatique d'origine blennorrhagique, qui exigerait une description particulière.

On observe également la sciatique dans la fièvre typhoïde, dans la fièvre puerpérale.

Mais de toutes les sciatiques, les plus fréquentes sont sans contredit celles dont le point de départ est le froid, que celui-ci ait agi d'une façon brusque, ou au contraire petit à petit.

Les coups, les pressions vives exercées au niveau du trajet du nerf ne sont pas sans influence sur l'éclosion de la maladie. Plusieurs auteurs attachent une grande importance aux marches prolongées, aux travaux musculaires excessifs.

On comprend facilement que la marche de la maladie devra varier suivant la cause qui l'aura produite. Prenons, par exemple, une sciatique causée par le froid, elle pourra guérir en deux ou trois semaines; si, au contraire, nous avons affaire à une sciatique qui s'établit lentement, dont les symptômes sont tantôt très vifs, tantôt à peine sensibles, l'évolution sera lente. La marche dans les variétés constitutionnelles sera même tout à fait chronique. Dans ce dernier cas, les personnes malades boîtent, sont dans un état de souffrance continuel, le bassin se déforme, le membre finit par s'atrophier ; c'est là une véritable infirmité.

Le traitement, nous n'avons pas besoin de dire pourquoi, sera tout entier subordonné aux causes de la maladie. Pas un cas de sciatique, pour ainsi dire, n'est passible du même traitement. Le rôle du médecin est donc complexe, difficile, d'autant plus difficile, que bien souvent les malades ne prennent pas la peine de consulter, dès les premiers temps, un homme de l'art pour une affection à laquelle ils n'attachent que trop tard l'importance qu'elle mérite.

Voici néanmoins le traitement auquel nous donnons la préférence.

1° Douches de vapeur chaude sur le trajet du nerf ;

2° Lorsque ce moyen ne réussit pas, avoir recours aux pointes de feu ;

3° Piqûres de morphine, si la douleur est trop vive ;

4° En cas de roideur ou d'atrophie du membre, l'électricité ;

5° Dans les cas anciens et rebelles on a même recours à certains moyens chirurgicaux.

L'élongation du nerf par exemple aurait donné d'excellents résultats.

NÉVRALGIE TRIFACIALE

On donne le nom de *Névralgie trifaciale* à l'une des affections les plus douloureuses dont puisse être atteint l'un des principaux nerfs sensitifs de l'économie, le *trijumeau*. Ce nerf, rappelons-le en passant, est constitué par trois branches ; la branche ophthalmique, le maxillaire supérieur et le maxillaire inférieur.

Les douleurs peuvent être ou continues ou paroxystiques. Si l'on interroge plusieurs malades, il n'y a pas un seul d'entre eux qui fera une même description de ses accès. Tantôt en effet, ceux-ci débutent par des sortes de pincements, par une cuisson ; tantôt au contraire, ce sont de véritables secousses fort pénibles, leur durée est variable ; tantôt c'est un quart d'heure, mais le plus souvent ils se prolongent pendant plusieurs heures. Dans les périodes de calme, la région reste douloureuse. Si l'on presse la peau au niveau de certains points, en particulier au niveau de l'émergence des nerfs, le malade éprouve une vive souffrance.

Il n'est pas rare de voir, lorsque la branche supérieure du nerf est seule affectée, la conjonctive oculaire devenir sensible, rouge ; il y a écoulement abondant de larmes, la pupille se dilate, la sécrétion nasale du côté correspondant est augmentée dans de grandes proportions, etc. ; si c'est au contraire la branche inférieure qui est prise, celle-ci fournissant des rameaux à toutes les dents de la mâchoire inférieure, chacune d'elles est alors un foyer de douleur. Les mouvements de la langue peuvent être entravés, la parole et la mastication gênées, il y a écoulement abondant de salive du côté malade. Les phénomènes sont également sérieux du côté de la branche moyenne.

Les troubles trophiques ne sont pas l'exception dans

cette névralgie dont les causes sont des plus variables. Le traumatisme, les corps étrangers, les affections osseuses et dentaires, et en première ligne le froid, tels en sont les principaux facteurs. La goutte et le rhumatisme sont deux diathèses prédisposantes.

J'arrive rapidement à la thérapeutique

Au premier rang de tous les agents employés, on doit citer le sulfate de quinine ; pour Gübler, l'aconitine aurait une action véritablement merveilleuse.

C'est un médicament dangereux dont nous nous garderons bien de donner les formules les plus usitées. On a également parlé du nitrite d'amyle, mais c'est un corps assez difficile à manier.

L'emploi de chlorydrate de morphine en injections sous-cutanées est encore le médicament qui apporte le plus de soulagement aux malades. On s'est trouvé également bien de l'électricité par les courants continus.

Enfin nous ne terminerons pas sans parler de la résection de la branche nerveuse malade lorsque celle-ci est accessible ; malheureusement, même dans ce cas, la guérison n'est que temporaire.

Lorsque, prise à l'intérieur en cachets ou en potions, l'antipyrine ne réussit pas, on peut se servir de l'injection hypodermique. On se trouve généralement bien de la formule suivante (G. Sée et Capitan).

Antipyrine.	10 grammes.
Chlorhydrate de cocaïne.	0,15 centigrammes.
Eau distillée	10 grammes.

Un gramme de cette solution correspond ainsi à 0,50 centigrammes d'antipyrine.

LA CHORÉE

La chorée, connue bien à tort dans le public extra-médical sous le nom de *danse de Saint-Guy*, est une maladie ou plutôt une névrose, caractérisée par des mouvements désordonnés, survenant soit spontanément, soit lorsque le sujet veut agir.

Il faut remonter au moyen-âge pour trouver l'explication de cette dénomination bizarre : danse de Saint-Guy. A cette époque, les populations étaient décimées par un véritable fléau : la peste noire ; les imaginations surchauffées étaient arrivées à un degré de surexcitation extrême. La superstition, comme toujours fille de l'ignorance, vint alors s'en mêler. Les épidémies ne pouvant être qu'un châtiment venu du ciel, l'on vit naître en 1374, à Aix-la-Chapelle, certaines pratiques des plus bizarres et des plus ridicules qui ne tardèrent pas à se multiplier à Liège, Utrecht, Cologne, Metz, Strasbourg, etc... Les uns, connu sous le nom de *flagellants*, se livraient à de véritables convulsions, se mortifiant le corps afin d'expier leurs fautes : les autres dansaient d'une façon aussi désordonnée qu'indécente en poussant des cris trahissant l'hallucination. Ces élucubrations avaient, paraît-il, pour but d'obtenir la protection et la miséricorde de Dieu.

La Belgique et l'Allemagne se trouvèrent bientôt envahies par ce mal d'un nouveau genre. Beaucoup de ces fanatiques se rendaient en pèlerinage à la Chapelle de *Saint-Guy*, à *Dresselhausen* (district d'Ulm), en Souabe, afin d'obtenir la guérison de leurs prétendus maux. C'est alors que l'on désigna sous le nom de danse de Saint-Guy cette véritable *dansomanie* dont les caractères principaux étaient des hallucinations, des convulsions, de la folie, et dont les origines étaient surtout constituées par la peur et l'ignorance.

Depuis longtemps les études se sont multipliées sur ce sujet ; aujourd'hui la danse de Saint-Guy (prise dans sa vraie acception), n'est qu'une curiosité historique, on se contente de décrire la petite danse de Saint-Guy, connue plus communément sous le nom de *chorée*.

Cette névrose est presque spéciale à la seconde enfance et à la puberté. C'est de six à vingt ans qu'on l'observe surtout ; le sexe féminin serait plus fréquemment atteint que le sexe masculin. L'hérédité joue dans l'éclosion de la maladie un rôle assez important. C'est ainsi que l'on trouve fréquemment, chez les parents de choréïques, des diathèses telles que l'hystérie, l'éclampsie, le nervosisme, l'arthritisme, etc. En première ligne de toutes les causes pouvant directement la produire (chez un sujet prédisposé, bien entendu), nous rangerons les émotions morales, la chlorose, l'anémie, la grossesse, le rhumatisme, les lésions du cœur. Que l'on examine avec soin un sujet, quel qu'il soit, atteint de chorée, presque toujours on sera à même de constater sur lui les traces d'un rhumatisme ou ancien ou concomitant. Il n'est pas rare non plus d'observer certains cas dus à une sorte de contagion ; la vue d'une personne atteinte de chorée pouvant, bien des fois, faire naître la maladie chez une autre.

La chorée est précédée le plus habituellement de certains troubles, tels que : changement de caractère, maux de tête, inquiétudes dans les jambes, etc...

C'est alors que se déroulent ces symptômes, malheureusement si connus des mères de famille qu'il nous paraît inutile d'en donner à cette place une description même résumée. Contentons-nous de dire que leur durée est variable. Le plus souvent, ils ne commencent à s'amender qu'au bout de deux mois et demi à trois mois. D'autres fois la terminaison a lieu vers le dixième, quinzième ou vingtième jour qui suivent le début, mais alors une récidive est presque toujours à craindre. Sur 158 cas, Lée a constaté 37 récidives, chiffres, comme on le voit, relativement considérables. L'affection, dans certaines circonstances, a pris une marche chronique ; enfin, dans quelques cas, heureusement rares, la mort serait survenue par le fait de maladies intercurrentes, greffées sur la maladie première. La chorée, autrefois mal décrite, et cela parce qu'elle était mal connue, est entrée aujourd'hui dans le domaine scientifique Comme toutes les névroses, d'ailleurs, il règne néanmoins sur elle une certaine obscurité ; de là une grande incertitude dans les différents traitements proposés, dans les cas graves, on doit avoir recours à la valériane. (Dujardin-Beaumetz).

Muse	1 gramme.
Ext. de Valériane.	1 gramme.
Ext. d'opium	0,05 centigrammes.

Pour dix pilules.

1 à 5 chaque jour.

Dans les cas moyens, le bromure de potassium peut être suffisant.

Bromure de potassium . .	15 grammes.
Eau distillée	250 grammes.
Sirop d'écorces d'oranges amères .	35 grammes.

De une à trois cuillerées par jour.

Chez les jeunes enfants, les douches, l'hydrothéraphie, la gymnastique rendent de grands services. Il en est de même du séjour à la campagne.

L'APOPLEXIE

L'apoplexie n'est pas, comme on le croit généralement, une *maladie*. C'est plutôt un ensemble de symptômes

Les lésions qui en sont la source sont extrêmement variables, ce qui revient à dire que l'on peut rencontrer l'apoplexie dans des états morbides fort différents. J'insiste à dessein sur ce point, il a son importance ; en effet ne s'imagine-t-on pas volontiers dans le public que l'on meurt d'une *attaque d'apoplexie?* Pour être dans le vrai, on doit dire que l'on meurt d'une maladie ayant eu pour terminaison le symptôme : apoplexie. C'est un peu la faute des médecins si ce mot a été mal compris de tout le monde, certains de nos prédécesseurs ayant eu le grand tort d'en faire le synonyme d'*hémorrhagie cérébrale*. Si cette terrible maladie finit en effet presque toujours de cette manière, est-ce cependant une raison pour ne pas reconnaître que le ramollissement cérébral, par exemple, se termine bien des fois par le symptôme que nous étudions.

La simple congestion que nous avons tous ressentie ou que tout au moins nous sommes exposés à éprouver, peut entraîner elle aussi l'apoplexie. Certaines fièvres intermittentes, les fièvres pernicieuses surtout peuvent s'accompagner de phénomènes apoplectiformes.

Il ne faut pas non plus oublier les maladies des méninges : l'hémorrhagie méningée, occupant l'un des premiers rangs dans la pathogénie.

Les malades porteurs de tumeurs cérébrales sont également exposés à cet accident. Ce dernier fait est d'autant plus intéressant à connaître que souvent ces tumeurs passent inaperçues. J'ai personnellement maintes fois observé à l'autopsie d'individus morts au milieu de symptômes apoplectiques, de semblables lésions, sans que ces derniers se soient jamais plaints pendant leur vie de la moindre des choses à ce sujet.

J'arrêterai ici ma nomenclature, passant volontairement sous silence d'autres états morbides dont l'influence est incontestable.

Elle est, je l'espère, bien que courte, suffisante néanmoins pour démontrer combien la pathogénie d'une pareille affection est difficile à étudier. Essayons maintenant de tracer aussi brièvement que possible le tableau de l'attaque d'apoplexie.

Celle-ci est quelquefois précédée de prodromes, tels que lourdeur de tête, vertiges, pesanteur dans les jambes, malaise général, etc.

Le premier phénomème de l'attaque, celui qui dominera tous les autres, est la perte subite de connaissance :

Un individu, qu'il y ait eu prodrome ou non, tombe tout à coup dans la rue comme une masse ; son regard est fixe, vague, il n'entend rien, la volonté est abolie, il est absolument inerte, la résolution musculaire est totale ; c'est là, *la forme complète ;* dans les *formes incomplètes*, le malade semble suivre du regard certains objets ; quand on l'excite vivement il essaie de se mouvoir ; dans tous les cas, il ne peut pas parler, il bredouille quelques grognements inintelligibles ; qu'on s'approche de lui et l'on constatera presque infailliblement que l'un des deux côtés du corps est paralysé d'une façon plus ou moins complète.

Si cette paralysie atteint la face, les traits sont tirés d'un côté, la partie paralysée est lisse, affaissée, flasque ; les rides et les différents plis de la peau n'existent plus ; les lèvres et la joue se laissent soulever par l'air expiré à chaque mouvement respiratoire ; c'est ce qui a fait dire avec juste raison que le malade *fumait la pipe.* La sensibilité est nulle de ce côté ; les urines et les matières fécales sont expulsées involontairement au dehors, la respiration est inégale, entrecoupée, la face est turgescente, bleuâtre, cyanosée, avec un peu d'écume ou de salive à la bouche. Pendant l'attaque, il n'est pas rare d'observer des contractures ou des convulsions.

Dans quelques formes, on voit apparaître au niveau du sacrum une *eschare* (gangrène partielle) ; c'est toujours là un signe d'une gravité toute spéciale.

Que va devenir cet individu qui vient d'être ainsi frappé? Deux éventualités sont possibles : la mort ou la guérison. Si la terminaison doit être funeste, le pouls devient petit et fréquent, la respiration s'accélère, la température basse au moment de l'attaque, s'élève d'une façon ininterrompue. Si au contraire la guérison est probable, elle n'atteint son chiffre normal que petit à petit. On comprend combien un pareil fait est intéressant à connaître au point de vue du pronostic.

Le plus communément, la guérison n'est qu'incomplète, le malade gardant presque toujours une paralysie permanente.

DES PARALYSIES [1]

Il est bon de se pénétrer de ce fait, qu'à très peu d'exceptions près, la paralysie affectant l'une des moitiés du corps correspond toujours à une lésion siégeant dans celui des deux hémisphères du cerveau qui lui est opposé. Lésion gauche, hémiplégie droite ; et *vice-versa*.

Ces lésions portent tout simplement le nom d'*hémorrhagie cérébrale*, de *ramollissement*, etc.

Très souvent l'*hémiplégie* est incomplète par ce fait seul que la pulpe cérébrale n'est atteinte que dans certaines de ses parties ; c'est ainsi que l'on a vu une tumeur de cer-

1. Nous n'avons donné place aux paralysies dans notre livre qu'afin d'être complet. Leur étude est des plus courtes, car pour être profitable, elle exige des développements dont l'aridité est incompatible avec le caractère de l'ouvrage.

veau (quelle que soit sa nature) déterminer une paralysie du membre supérieur ; une autre beaucoup plus petite, déterminer au contraire une paralysie complète de tout un côté.

Répétons-le, dans une affection nerveuse quelconque, on peut en partant de l'effet, arriver à la cause aussi sûrement que si on suivait un véritable fil conducteur qui nous ferait traverser à travers mille difficultés une sorte de labyrinthe ; ceci est non-seulement vrai pour le cerveau, mais aussi pour la moelle épinière.

Prenons, si l'on veut bien la *paraplégie*, c'est-à-dire la paralysie de la moitié inférieure du tronc, on devra rechercher si cette paralysie est due à une lésion centrale ou à une lésion périphérique, à une tumeur, une hémorrhagie ou à une compression quelconque ; malheureusement bien des facteurs, comme on voit, peuvent donc entrer en jeu pour produire la paralysie de la moitié inférieure du tronc.

LA SUSPENSION DANS L'ATAXIE LOCOMOTRICE PROGRESSIVE (1).

Il faut pourtant dire un mot de cette fameuse suspension, de ce nouveau mode de traitement dont tous les journaux sans distinction : littéraires, politiques ou scientifiques, ont parlé dans leurs colonnes.

Le bruit qui s'est fait autour de ce procédé a été retentissant, trop retentissant à mon avis ; il a certainement frappé plus le monde des malades que celui des savants. N'a-t-on pas vu tout dernièrement un grand journal quotidien du matin, dont il est inutile de rappeler le nom, se transformer pour la circonstance en un journal de médecine, et traiter ce sujet avec des développements inusités ! C'était à croire véritablement que tout le monde était devenu ataxique. Je n'irai pas si loin ayant simplement pour but de mettre nos lecteurs au courant d'une question actuellement à l'ordre du jour.

(1) *Mot d'Ordre*, 20 mai 1889.

Si nous n'avons pas encore donné place dans nos chroniques à l'ataxie, c'est que nous avons pensé que l'étude même abrégée, de cette maladie, exigeait des développements non seulement beaucoup trop longs, mais encore beaucoup trop scientifiques, et, comme nos lecteurs ont pu s'en apercevoir, nous tenons surtout à être pratique ; c'est pourquoi nous avons jugé bon de la laisser de côté. Qu'il nous suffise de dire que constituée tout d'abord par des douleurs fulgurantes et par des troubles nerveux multiles, cette affection se termine par l'incoordination des mouvements (ataxie locomotrice).

Jusqu'ici, la science a été à peu près impuissante contre elle ; néanmoins, dans ces derniers temps, des expériences nouvelles ont été faites à la Salpêtrière : en suspendant d'une certaine façon les ataxiques, on serait parvenu, paraît-il, à améliorer d'une notable façon l'état de ces malheureux.

L'appareil dont on se sert actuellement dans cet hospice ne date pas d'aujourd'hui, c'est le fameux *appareil de Sayre,* bien connu depuis longtemps en chirurgie.

Il se compose tout simplement d'une tige de fer horizontale ; au milieu un anneau dans lequel pénètre, le crochet d'un moufle ; chacune des extrémités de la tige est armée d'un crochet auquel viennent s'adapter des sortes d'attelles qui seront placées sous les bras du patient ; le bord supérieur de la tige présente plusieurs encoches destinées à recevoir les deux anneaux d'un appareil construit, de façon à pouvoir soutenir la tête et le menton.

Lorsque toutes ces pièces sont appliquées sur le malade (aisselles, occiput, menton), un aide fait mouvoir très doucement le moufle, et le sujet quitte ainsi malgré lui le sol : on le laisse dans cette position trois ou quatre minutes. Pour que le traitement soit couronné de succès, il faut qu'il soit exécuté d'une façon progressive : on débute par une demi-minute et on finit par atteindre le chiffre que nous venons d'indiquer vers la septième ou huitième séance.

Ici, comme toujours, on doit tenir compte de la susceptibilité du malade : les sujets de poids moyen tolèrent le traitement avec une plus grande facilité que les sujets de poids élevé ; des malades, pesant par exemple 80 kilogrammes, ressentiront au niveau de la nuque une douleur fort vive qui se prolonge quelquefois pendant la journée qui suit la séance.

Chez les sujets de 60 à 70 kilogrammes, on n'observe aucun de ces phénomènes.

Lorsque l'on juge le temps de suspension suffisant, on lâche doucement la corde qui a servi à enlever l'ataxique, et ce dernier n'a plus qu'à se reposer quelques instants dans un fauteuil et tout est dit.

L'opération est renouvelée environ tous les deux jours. Les séances doivent être faites avec une certaine régularité. On a remarqué, en effet, que les séances trop rapprochées pouvaient être, jusqu'à un certain point, nuisibles.

On aurait obtenu, jusqu'ici, à la Salpêtrière, des résultats heureux.

Mais, comme on le voit, la question est toute nouvelle ; il faut raisonnablement attendre pour se prononcer. Y a-t-il eu exagération ? Nous n'en savons rien ; mais dans tous les cas, comme l'a prouvé M. Charcot, ce mode de traitement étant sans danger, on pourra sans crainte en faire usage.

CHAPITIRE III

MALADIES DU SYSTÈME MUSCULAIRE

On s'étonnera peut-être de rencontrer réunies dans ce chapitre quatre maladies aussi distinctes les unes des autres que le sont le *Torticolis*, le *Lumbago*, la *Crampe des Ecrivains* et le *Tétanos*.

Toutes ces affections sont connues du grand public au moins de nom, mais il en ignore pour la première les conséquences; pour la seconde les causes et le traitement; il se traite mal parce qu'il veut se traiter lui-même, considérant bien à tort qu'un *lumbago* n'est pas digne de l'attention d'un médecin. La troisième est intéressante pour toute une catégorie de personnes; c'est ce qui nous a décidé à lui donner place ici. Quant à la dernière, elle est, vu sa gravité, de la plus haute importance; si elle est beaucoup plus rare aujourd'hui qu'autrefois, c'est qu'elle est mieux connue; on ne saurait donc trop vulgariser son étude.

LE TORTICOLIS

On désigne en médecine sous le nom de *torticolis* une difformité caractérisée par l'inclinaison vicieuse de la tête sur l'une des épaules, inclinaison s'accompagnant presque toujours d'un mouvement de torsion du cou.

Les causes en sont multiples.

Nous ne parlerons pas ici du torticolis *osseux* se rattachant la plupart du temps à une altération de la colonne vertébrale, ni du torticolis *cutané* causé par une cicatrice vicieuse due à des plaies, des ulcérations dont les origines sont fort diverses, plus souvent encore à des brûlures mal soignées: j'ai malheureusement été le témoin de bon nombre de ces faits.

Nous réserverons toute notre attention pour le véritable torticolis, le torticolis *musculaire*.

Celui-ci peut s'observer dans des circonstances très variables. Certaines habitudes mauvaises, des positions vicieuses de la tête prédisposent beaucoup de personnes à cette maladie. Des enfants, par exemple, atteints de *strabisme* sont devenus possesseurs de l'affection qui nous occupe, par suite de l'habitude qu'ils avaient prise de porter la tête du côté vers lequel l'appareil visuel était dirigé.

Une variété des plus fréquentes est la variété *congénitale;* beaucoup d'enfants naissent, en effet, avec un torticolis. L'hérédité, dans ce cas, joue un rôle important. Plusieurs auteurs admettent comme cause de cette infirmité, un arrêt de développement survenu pendant la vie fœtale ; d'autres, niant ces faits sans avoir pris la peine de les contrôler, bien entendu, s'empressent d'incriminer l'accouchement lui-même ; heureux encore s'ils n'incriminent pas l'accoucheur.

Le torticolis *acquis* doit être rattaché à deux ordres de causes. Parmi les premières, nous rangerons toutes les causes agissant directement sur le muscle, à savoir : le traumatisme, les plaies, les chutes, les coups portés sur la région cervicale ; il peut survenir à la suite d'angines, d'inflammations des glandes du cou. Guérin l'a vu se développer sous l'influence de piqûres de sangsues ; un autre auteur à la suite de l'application d'un vésicatoire, d'une brûlure par l'eau bouillante ; un anthrax a pu en être le point de départ.

On peut l'observer également dans bien des maladies du système nerveux : la méningite, l'encéphalite, les tumeurs cérébrales, les affections du bulbe et de la moelle épinière. Certaines maladies générales peuvent encore y donner naissance : ne citons que l'hystérie, la chorée, l'éclampsie.

Le torticolis le plus fréquemment observé est le torticolis d'origine *rhumatismale.*

Ce dernier est *aigu* ou *chronique, permanent* ou *intermittent.*

Dans la forme aiguë, tout peut s'effacer en quelques jours. Si le torticolis est chronique, il entraîne à sa suite de nombreux désordres ; c'est ainsi que les axes optiques ne se correspondant plus, il en résulte du *strabisme.*

Les épaules ne sont plus situées sur le même plan, la voix subit des altérations notables, elle devient gênée, grave ou grêle, selon les malades ; la moitié de la face qui correspond à la déviation peut s'atrophier, etc...

Nous laisserons de côté le torticolis intermittent, qui est une véritable affection nerveuse. Presque constamment, il apparaît à la suite d'une émotion morale vive, d'un chagrin, d'une frayeur ; on l'a vu coïncider avec l'époque menstruelle.

Le torticolis, donc, n'est pas une maladie grave ; il doit être plutôt considéré comme une infirmité gênante, disgrâcieuse, pouvant entraîner à sa suite l'altération plus ou moins constante de fonctions absolument capitales, telles que la voix et la vue.

Un traitement approprié est par suite très important.

Celui-ci variera naturellement selon la variété de torticolis que l'on aura à soigner. Dans la variété *rhumatismale* on emploiera les révulsifs, les onctions calmantes, l'électricité. Si l'on se trouve en présence de la variété dite *chronique*, la sagacité du médecin pourra s'exercer tout à son aise. Il devra reconnaître tout d'abord s'il a affaire à une simple contracture, ce dont il pourra s'assurer facilement en chloroformant son malade, ou bien à une affection durable; dans les cas de contracture, certains moyens orthopédiques ont paru réussir ainsi que l'électricité.

Lorsque ces moyens n'auront pas été suffisants, une opération est absolument nécessaire. Cette dernière n'est autre que la *ténotomie,* c'est-à-dire la section du tendon malade et raccourci. Cette opération, faite avec toutes les précautions habituelles, est sans gravité, et donne des résultats toujours satisfaisants.

LE LUMBAGO

Nos lecteurs trouveront peut-être superflue la description d'une maladie si répandue et surtout si simple que tout le monde prétend la connaître, bien à tort, à mon avis; elle offre, en effet, des côtés fort intéressants à étudier.

Qu'est-ce donc que le *lumbago*.

Autrefois, on donnait ce nom à des maladies très dissemblables : toute affection ayant pour caractère principal une douleur siégeant au niveau de la région lombaire était un lumbago : n'allait-on pas jusqu'à comprendre sous cette dénomination les altérations de la moelle épinière, les lésions de la colonne vertébrale, le *tour de reins* qui est un phénomène morbide tout différent.

Bien des maladies générales, la *variole*, pour n'en citer qu'une, ont pour symptôme initial une douleur de reins ; de là, à écrire que la variole débutait par un lumbago, il n'y avait qu'un pas ; c'est pourquoi cette erreur se rencontre dans tous les livres anciens. Il n'y a pas encore longtemps que l'on décrivait treize espèces de lumbagos, *fébrile*, *puerpéral*, *par effort*, etc... Aujourd'hui, nous sommes tous d'accord pour désigner sous ce nom un état pathologique absolument *un*. Cet état est caractérisé par une affection douloureuse, ayant pour siége anatomique *les muscles* et les *tissus fibreux* de la région lombaire, et ayant pour point de départ *le froid* et la *diathèse rhumatismale*.

Dans le public, on s'imagine volontiers que le mot *courbature* est synonyme du mot *lumbago*, il n'en n'est rien.

La courbature est un état résultant d'une fatigue générale ou partielle du système musculaire, fatigue causée par un exercice trop violent, ou trop prolongé.

En résumé, le lumbago n'est pas le symptôme d'une maladie quelconque, mais bien une maladie ayant son évolution propre.

Comment débute-t-il ?

Souvent il est précédé de fourmillements, de picotements dans les lombes, quelquefois l'état général est mauvais. Pouvant apparaître subitement à la suite d'une fatigue ou d'un faux mouvement, on l'a assimilé à tort, comme nous l'avons dit, au tour de reins.

La douleur, tel est le symptôme presque unique de la maladie. Elle siége des deux côtés de la colonne vertébrale ; elle est tantôt brûlante, tantôt pongitive, souvent sourde et profonde ; elle s'accompagne dans certaines circonstances d'une véritable sensation de froid ; elle peut être assez vive pour arracher des cris au malade ; elle augmente dans la station debout, elle est horrible dans l'exécution de certains mouvements. Lorsque le malade se trouve dans le *décubitus dorsal* (c'est-à-dire couché sur le dos), elle diminue d'une façon notable. Bien que continue, elle est sujette à des exacerbations ; le soir elle est généralement plus accentuée que le matin.

Jamais le lumbago n'entraîne à sa suite de complication grave. Léger, il ne dure que trois ou quatre jours ; huit jours, tels sont les chiffres moyens.

C'est avec intention que je décris un peu longuement cette maladie ; elle est plus sérieuse qu'on ne le croit. N'est-elle pas presque toujours l'expression de la diathèse *rhumatismale*, quelquefois *goutteuse ?*

Il faut donc *s'en méfier*. Ne citons qu'un exemple : Un individu en pleine santé est atteint d'un lumbago ; il guérira au bout de huit à dix jours. Quelques années après, le même individu sera peut-être cloué dans son lit par des arthropathies multiples. L'affection lombaire aura été l'un des phénomènes précurseurs de la diathèse rhumatismale. L'attention du malade et du médecin devra donc être attirée sur ce point.

L'action du froid peut le produire. Pour mon compte personnel, je crois que cette cause est loin de jouer le rôle prépondérant qu'on lui attribue généralement. Pour parler un langage trivial, *n'a pas un lumbago qui veut.*

Médicalement parlant, l'affection n'est pas toujours aussi facile à reconnaître qu'on pourrait se l'imaginer. Il existe, en effet, un nombre très élevé d'états pathologiques s'accompagnant de douleurs lombaires. Sans parler du tour de reins, on lui a trouvé certains symptômes communs avec des névralgies iléo-lombaires, avec le mal de reins qui accompagne les règles ou les lésions de la matrice chez bien des femmes, avec des altérations de la colonne vertébrale, avec les douleurs ayant des néphrites pour origine, avec la gravelle, le psoïtis, etc. Qu'on nous permette de ne pas insister plus longuement sur ce point. Le lumbago est, on peut s'en convaincre, plus difficile à diagnostiquer qu'à guérir.

Les douches de vapeur chaude sont la plupart du temps suffisantes pour apporter un soulagement au malade. Les bains de vapeurs térébenthinées (Desnos) peuvent être également utiles. Les badigeonnages à la teinture d'iode, dans les cas plus rebelles ainsi que les applications de ventouses sèches et scarifiées sont indiquées.

Certains de nos confrères prescrivent l'application de vésicatoires volants, je ne crois pas que leur efficacité soit bien grande.

A l'extérieur, des frictions avec des onguents narcotiques, huile chloroformée, etc.

A l'intérieur, l'emploi du salicylate de soude; tels sont les moyens les plus communément employés.

LA CRAMPE DES ÉCRIVAINS

On entend, sous le nom de *crampe des écrivains*, une maladie caractérisée par une certaine roideur des muscles ayant pour fonction la flexion des doigts; ce phénomène pathologique n'existe qu'au moment où le sujet atteint de cette maladie essaie d'écrire.

La main reste apte à tout autre mouvement, à la condition, bien entendu, que ce mouvement n'entraîne pas avec lui une action musculaire semblable à celle qui est en jeu dans l'écriture. C'est pour cette raison que l'on observe *la crampe* chez les graveurs qui emploient le burin et chez les fleuristes qui se servent de petites pinces spéciales, les personnes appartenant à ces deux professions ayant l'habitude de tenir leurs instruments comme une plume à écrire.

Quelles sont les causes de cette maladie?

En première ligne, citons l'abus de l'écriture; elle attaquera par conséquent une certaine classe d'individus: les secrétaires, les gens de bureau, les écrivains et en première ligne les savants. Son développement, en effet, n'est pas du tout en rapport avec le nombre des lignes écrites. Les mauvaises dispositions matérielles y sont pour beaucoup; c'est pourquoi celui qui écrit habituellement sur une table mal équilibrée, sur un registre, sans que la main soit soutenue y sera plus prédisposé qu'un autre ; le regretté Gallard a constaté que dans les administrations, la crampe frappait plutôt les fonctionnaires d'un ordre élevé que les commis inférieurs qui écrivent cependant bien davantage ; ce qui influe surtout dans la production de cette maladie, c'est le travail cérébral concomitant. Un exemple à l'appui :

Un employé supérieur donne en quelques heures un nombre plus ou moins considérable de signatures ; pendant ce temps, ou bien il réfléchit à autre chose, ou il tente de parcourir aussi vite que possible les pièces qu'on lui fait signer ; le travail de son esprit est donc assez grand par rapport au travail exécuté par sa main. Les préoccupations morales règnent là encore en maîtresses.

Gallard nous cite à ce sujet le cas d'un employé qui craignant de perdre sa place par suite de sa mauvaise écriture, prit des leçons afin d'obvier à cet inconvénient : il fut atteint alors de la crampe des écrivains.

L'hérédité joue un rôle réellement bizarre : le même auteur cite l'observation d'un notaire qui fut pris par la maladie avec sa sœur et sa mère sans que ces dernières aient fait le moindre excès d'écriture. Le froid, l'alcoolisme, le rhumatisme, la goutte, l'abus du café, les névropathies sont autant de causes prédisposantes. La semaine dernière ([1]) j'ai pu observer dans mon cabinet le cas d'un jeune avocat qui venait d'être atteint de la crampe des écrivains après avoir visité l'un de ses confrères en possession de la maladie et avoir lu sur cette dernière une description plus ou moins fantaisiste.

Cette affection débute de la façon suivante : Les doigts deviennent tout à coup moins agiles ; au moment où le sujet veut écrire, ils tiennent la plume avec une sorte de roideur, la main se meut tout d'une pièce, quelquefois elle s'engourdit ; le malade essaie de corriger son écriture, qui devient de plus en plus mauvaise ; bientôt elle est entièrement illisible ; les doigts sont pris alors d'un véritable mouvement convulsif, le malade multiplie ses efforts, mais la main ne joue plus le rôle que d'une sorte de pince, elle tourne sur elle-même, s'entr'ouvre et laisse

1. (Avril, 1888).

tomber la plume. Que le malade cesse d'écrire et la main va retrouver toutes ses fonctions. Dans certains cas, le dos de la main, l'avant-bras, le bras peuvent être le siége de sensations pénibles, de constriction, de douleurs, etc. Cette maladie dure fort longtemps, quelquefois même toute la vie ; tous les traitements échouent plus ou moins et sa ténacité est telle que certains chirurgiens ont été jusqu'à conseiller des opérations.

Ni les *antispasmodiques*, ni les *calmants* ni les *révulsifs* n'ont semblé réussir.

L'*électricité*, même en des mains habiles, n'a produit des effets que douteux.

On a inventé de véritables *appareils orthopédiques.*

Le repos, tel est le principal remède.

J'ai obtenu, grâce à ce moyen, combiné avec de véritables *petits exercices gymnastiques* de la main, des résultats réellement étonnants.

Cette affection, en somme, quoique n'entamant pas la santé générale, est pourtant très grave, puisqu'elle peut empêcher le gagne-pain de bien des gens.

Elle est malheureusement loin d'être la seule de son espèce. La *crampe des pianistes*, par exemple, est un phénomène morbide du même genre.

Il existe un certain nombre de professions qui sont la cause d'accidents tout à fait bizarres ; Duchenne de Boulogne a observé que chez un *maître d'armes*, le bras qui tenait le fleuret tournait sur son axe en dedans ; l'avant-bras s'étendait vivement et fortement quand il se mettait en garde.

Chez un *tailleur*, le bras tournait vivement en dedans quand il avait fait quelques points.

Chez un *tourneur*, les muscles fléchisseurs du pied se contracturaient dès qu'il l'appliquait sur la planche pour faire mouvoir le tour.

On a signalé plus récemment *la crampe des employés de télégraphe*, du moins de ceux qui se servent du télégraphe Morse.

Des phénomènes analogues ont été observés chez des *ouvrières en cigares ;* elle est de même nature aussi la crampe qui survient chez les *danseuses* de nos théâtres lorsqu'elles exécutent ce qu'en terme chorégraphique on appelle des *pointes ;* dans ce mouvement, tout le poids du corps repose sur la pointe de la deuxième phalange du gros orteil, tenu complètement vertical et immobile.

Je termine ici la description de la *crampe des écrivains*, maladie très fréquente et malgré cela incomplètement connue de tout le monde ; fort curieuse sous tous les rapports, elle était digne de notre attention.

LE TÉTANOS

Le tétanos est une maladie caractérisée par la contracture ou plutôt la convulsion tonique d'un certain nombre de muscles. Nous l'avons rangé pour la commodité de la classification parmi les maladies du système musculaire, bien que les phénomènes qui se passent du côté des muscles, ne soient que le résultat d'un trouble des centres nerveux.

Son étude est aussi bien du domaine médical que du domaine chirurgical.

La variété dite de cause externe ou traumatique est de beaucoup la plus commune. Mais à l'heure actuelle, grâce aux progrès de la chirurgie moderne, les cas de tétanos deviennent de plus en plus rares. On l'observe surtout à la suite des blessures faites par les projectiles de guerre.

L'étendue de celles-ci est de peu d'importance au point de vue de sa production ; on le voit quelquefois survenir après une piqûre peu profonde, une simple érosion, une égratignure quelconque, à laquelle le malade lui-même n'a prêté aucune attention.

Le siége des lésions n'est pas indifférent ; ce sont surtout les blessures des extrémités (en particulier des doigts de la main) qui donnent lieu au *tétanos ;* d'une façon générale les mauvaises conditions favorisent particulièrement son apparition.

L'influence climatérique est toute puissante ; dans les pays chauds, par exemple, il est malheureusement très répandu.

Afin de tracer le tableau symptomatique aussi clairement que possible, prenons un blessé quelconque et voyons comment les choses vont se passer :

Depuis quelques jours, il se plaint de certaines douleurs au niveau de la plaie, son état général est moins bon, il existe quelques frissons, quelques tiraillements du côté de la gorge ou de la nuque, et bientôt il s'aperçoit d'une certaine gêne lorsqu'il essaie d'ouvrir la bouche ou de mastiquer un aliment ; cet état augmente assez rapidement et bientôt les deux mâchoires sont serrées l'un contre l'autre, (*Trismus*). La parole est naturellement devenue impossible. La face prend un aspect tout particulier; les muscles de la nuque se tétanisent, la tête est rejetée en arrière, le dos forme un arc de cercle, la poitrine étant projetée en avant (*opisthotonos*). Souvent les choses restent telles pendant tout le cours de la maladie ; parfois se produisent de véritables paroxysmes.

Dans l'intervalle de ces accès, les muscles semblent reprendre leur état normal ; mais si la terminaison doit être fatale les crises se rapprochent de plus en plus.

L'intelligence est intacte ; la région est tantôt hyperesthésiée, tantôt anesthésiée.

Avons-nous besoin d'ajouter que les contractures s'accompagnent de douleurs fort vives qui empêchent tout sommeil : la température est toujours au-dessus de la normale (elle peut même monter, dans les cas graves jusqu'à 41° et même 42).

La mort arrive par asphyxie (tétanisation des muscles respirateurs).

La guérison est des plus rares.

Le traitement est prophylactique, local ou général.

Prophylactique (antisepsie complète des plaies) ; lorsque la maladie est déclarée, éviter le bruit, rendre la pièce dans laquelle se trouve le patient aussi obscure que possible ; la température de celle-ci doit être assez élevée.

Local. — M. Richelot conseille de pratiquer très rapidement la *névrotomie.*

Général. — Insister sur les antispasmodiques, chloral, opium, bromure de potassium, etc., les bains chauds prolongés auraient donné de bons résultats.

Il ne faut pas oublier l'électrisation par les courants continus qui apporterait un certain soulagement aux *malades.*

CHAPITRE IV

MALADIES DES ARTICULATIONS

Ce titre est trop général : en effet, laissant immédiatement de côté, et cela de notre plein gré, les différentes *arthrites* aiguës ou chroniques, traumatiques ou spontanées, nous avons cru qu'il était de notre devoir de ne pas agrandir le cadre de ce livre en parlant des *luxations*, en voici les raisons : Qu'un malade, par exemple, se démette le bras, que faudra-t-il faire ? Il sera de *toute nécessité* qu'un chirurgien appelé, voie au plus vite. *à quelle lésion* il a affaire, qu'il remette aussi exactement que possible les choses en place. Le profit du malade ne serait pas bien grand pour lui, s'il avait lu ici les symptômes des luxations de l'épaule, de la hanche, du poignet, etc. Tout ceci trouve place dans un traité de pathologie externe écrit pour des médecins, et non dans un livre comme celui-ci qui est une œuvre de vulgarisation.

Ce sont ces mêmes considérations qui nous ont engagé à ne pas nous occuper des différentes fractures.

Notre tâche est encore longue, car indépendamment de deux maladies bien communes, sur lesquelles j'appelle l'attention de tous, nous rangerons dans cette partie de notre travail, deux diathèses, sur lesquelles vu leur importance nous nous appesantirons longuement : Le *Rhumatisme* et la *Goutte*.

L'ENTORSE

On donne le nom d'entorse à tout mouvement forcé d'une articulation.

Cet accident s'accompagne de lésions plus ou moins sérieuses, plus ou moins durables : l'intensité des phénomènes douloureux bien connus tout le monde sera, par conséquent, en raison directe de la gravité de celles-ci.

Elle est connue également sous le nom vulgaire de *foulure*.

Toutes les articulations peuvent être atteintes, mais c'est l'articulation du pied avec la jambe qui en est le siège le plus commun. On l'a également observée au poignet, au niveau des phalanges des doigts, au pouce, au genou ; les entorses de l'épaule et même des vertèbres sont beaucoup plus rares.

Vu la fréquence de l'entorse dite du pied, c'est elle que nous prendrons comme type de notre description. Si un mouvement faux en est habituellement la cause, il n'en est pas moins vrai que les contractions musculaires peuvent la faire apparaître. De pareils cas ont été vus au niveau du genou et même du cou.

Quel que soit le mécanisme de sa production, elle s'annonce par une douleur très vive au moment de l'accident, douleur qui, dans certaines circonstances peut être tellement aiguë que le malade est pris de syncope. Quelques minutes après, elle s'apaise pour disparaître même complètement ; mais ce calme n'est pas de longue durée. Au bout d'un temps plus ou moins long, les souffrances reviennent, mais contrairement aux précédentes, elles ne prendront fin qu'après la guérison à peu près complète de la lésion.

En même temps que la douleur, ou lui succédant de très près, survient le gonflement, qui atteint son maximum au bout de trente-six heures. Les parties malades sont chaudes, tendues, mais ne prennent qu'un peu plus tard une teinte rougeâtre. Dans les entorses légères, en effet, la peau peut conserver les caractères extérieurs normaux ; l'enflure, au contraire, est toujours assez considérable ; même dans les cas bénins, elle est suffisante pour empêcher la constatation directe des lésions anatomiques.

Deux ou trois jours se passent ; on voit alors les téguments prendre une teinte jaunâtre, puis ecchymotique, teinte qui ne s'efface d'une façon complète que vingt à trente jours après son apparition.

Comment évolue maintenant une entorse ?

S'il s'agit d'un cas peu grave, si l'individu porteur de la lésion est sain, bien portant et surtout jeune, tout disparaît en quelques jours ; mais dans les cas de moyenne intensité, qui sont de beaucoup les plus fréquents, on doit le comprendre, au bout de trois semaines environ la guérison est complète. Nous n'avons en vue ici, que les entorses *soignées*. Il est malheureusement de toute évidence que l'imprudence du blessé peut convertir une entorse légère en une maladie des plus graves ; on voit alors l'articulation conserver une certaine raideur dans les mouvements, la douleur persister ; ces phénomènes passés à l'état chronique finissent par devenir l'origine d'une véritable infirmité.

Je ne parle pas de l'entorse survenant chez des sujets épuisés, malades, ayant une tare constitutionnelle grave ; elle peut être alors la cause indirecte d'une affection terrible : la tumeur blanche.

Pour nous résumer, que doit faire un individu qui vient d'éprouver les symptômes précédemment décrits?

Malgré l'opinion de certains chirurgiens, je n'hésite pas à conseiller d'une façon absolue à tous mes malades l'immobilité aussi complète que possible. Quand l'indocilité de l'un deux est trop grande j'ai recours, à un appareil ouaté. Est-il utile de dire que les applications locales froides doivent accompagner ce moyen. On a parlé de cataplasmes froids, de compresses trempées dans de l'eau froide, d'irrigations continues, etc., tous moyens en résumé peu pratiques. Je me suis toujours bien trouvé de l'emploi des sacs contenant de la glace pilée. Plus tard, le massage, les mouvements artificiels, les douches de vapeur, seront des adjuvants fort précieux. Mais, je le répète encore, ces moyens ne sont que des adjuvants, car il est bien entendu, et ce sera là mon dernier mot, que l'entorse traitée par une main inhabile, n'évoluera plus comme nous venons de le décrire ici, et sera, au contraire, la cause d'accidents graves, imputables la plupart du temps aux malades eux-mêmes.

L'HYDARTHROSE

L'hydarthrose est une maladie caractérisée par la présence d'une certaine quantité de liquide dans une articulation.

Le plus communément, c'est le genou qui est pris, ce qui ne veut pas dire que les autres articulations ne puissent être le siége d'une semblable affection. Plusieurs auteurs ont admis deux variétés d'hydarthrose, celle-ci pouvant être *aiguë* ou *chronique*. Nous n'étudierons dans notre article que cette dernière, la première devant rentrer dans la classe des arthrites aiguës.

Les véritables causes en sont mal connues. Cependant, les exercices violents, les fatigues articulaires, peuvent la déterminer ; les diathèses goutteuse et rhumatismale, la constitution lymphatique sont des terrains favorables à son éclosion ; on l'a même observée comme complication de la blennorrhagie ; quelques chirurgiens ont cité l'état puerpéral comme pouvant y prédisposer. On voit combien les causes sont variables.

Quoi qu'il en soit, l'hydarthrose, une fois développée, se traduit par les deux phénomènes suivants : augmentation du volume de l'articulation malade et changement dans la forme de celle-ci. Il est à remarquer que la réaction inflammatoire est nulle, c'est pourquoi la couleur des téguments reste la même, la fièvre ne fait pas son apparition, la douleur elle-même est bien faible, tout au plus existe-t-il un peu de gène dans les mouvements articulaires ; mais dès les débuts, un chirurgien peut facilement reconnaître l'hydarthrose, et cela grâce à la perception de ce que l'on appelle la *fluctuation ;* la maladie étant mal comprise par le public, elle passe souvent inaperçue ; dans tous les cas, elle est mal traitée ou traitée trop tard : ce sont ces raisons qui m'ont déterminé à en parler ici.

Quel est donc le traitement à instituer ? Celui-ci est d'autant plus important qu'il s'agit de s'adresser à l'état général, à la diathèse, en un mot, en même temps qu'à la lésion elle-même.

Autrefois, on appliquait sur la région malade des sangsues ; cette coutume est aujourd'hui, et cela avec raison, complétement abandonnée. On emploie surtout les vésicatoires volants dont on répète l'application à des intervalles plus ou moins éloignés ; ce moyen est bon, à la condition que l'on opère en même temps une compression ouatée, d'une certaine durée. J'avoue, pour ma part, que les pointes de feu suivies de cette compression m'ont toujours été d'un grand secours : l'immobilité surtout doit être rigoureusement observée.

Tous ces procédés sont bons ; d'ailleurs, ils ne sont pas dangereux. Il n'en est pas de même de certaines pratiques mises en usage lorsqu'il s'agit de traiter des cas graves et surtout persistants. *L'incision*, par exemple, très usitée autrefois, n'était qu'un procédé barbare qui est aujourd'hui laissé de côté.

On pratique encore quelquefois, à l'heure actuelle, dans les hydartroses à marche aiguë, la ponction capillaire avec aspiration.

Cette opération ne doit être faite qu'avec la plus extrême prudence, mais lorsque toutes les précautions antiseptiques sont prises, elle est exempte de danger.

Je laisse de côté les injections irritantes *intra-articulaires* que, malgré l'opinion de chirurgiens distingués, je désapprouve d'une façon absolue.

Lorsque l'épanchement est disparu, il peut subsister une certaine gêne dans les mouvements, un peu de raideur ou d'atrophie musculaire, mais ces reliquats de la maladie première seront vite effacés par les douches et les frictions ; lorsque la guérison complète se fera attendre, on aura recours à l'électricité qui donne ici des résultats très appréciables.

RHUMATISME ET GOUTTE

1°

Rhumatisme.

Ces deux termes *rhumatisme et goutte* sont trop souvent considérés comme synonymes d'une seule et même affection. Pour bien des personnes toute douleur est du domaine du rhumatisme ou de la goutte, quelquefois du rhumatisme goutteux. Loin de moi l'idée de décrire d'une façon absolument complète ces deux maladies qui exigeraient une place dont nous ne pouvons disposer. Mon but est tout simplement le suivant : Montrer que si leur origine est différente, leurs symptômes, leur marche, leur traitement sont également dissemblables.

Établissons en principe que la *Goutte* et le *Rhumatisme* sont plus que des maladies, ce sont de véritables diathèses c'est-à-dire que tout individu en puissance de l'une d'elles est atteint dans tout son organisme. Ici, comme ailleurs, ces diathèses revêtiront des formes cliniques et anatomiques multiples.

La plus commune est le *rhumatisme articulaire aigu*, qui se déclare presque toujours sous l'influence du froid, et en particulier du froid humide ; c'est sur cette forme dont les complications cardiaques sont si fréquentes, que je tiens à insister quelques instants.

C'est à Bouillaud que revient l'honneur de la première bonne étude sur l'*endocardite rhumatismale*. Il n'a pas hésité à enseigner que tout rhumatisme violent et surtout généralisé entraînait avec lui à peu près constamment des lésions du cœur; le péricarde lui-même est fréquemment atteint (endo-péricardite). Ces faits habituels chez l'adulte, sont à très peu d'exceptions près, constants chez l'enfant. La *valvule mitrale* est le siège de prédilection des lésions. Le rétrécissement et l'insuffisance mitrales sont malheureusement les suites d'un pareil état de choses, d'où des conséquences fort graves.

L'appareil respiratoire, par exemple, est le premier à recevoir le contre-coup des troubles circulatoires ainsi produits.

Chez les individus nerveux, et surtout chez ceux qui ont eu à subir des fatigues intellectuelles et morales, il ne faut jamais oublier que des manifestations cérébrales peuvent se déclarer.

La durée moyenne d'une attaque de rhumatisme articulaire aigu est de quinze à vingt jours. Dans les formes graves, elle peut se prolonger souvent six ou sept semaines et même davantage ; il est alors probable que l'accès sera l'avant-coureur d'affections plus sérieuses, parmi lesquelles nous ne citerons que la chorée, dont nous avons parlé dans une autre partie de cet ouvrage.

Le rhumatisme, comme nous l'avons dit au début, peut atteindre tout l'organisme : la peau, les voies urinaires, les muscles.

Nous laissons d'ailleurs de côté dans cette étude écourtée du rhumatisme, toutes les formes chroniques.

Le rhumatisme peut quelquefois être *secondaire*, c'est-à-dire venir comme complication d'une maladie préexistante. C'est dans cette classe que l'on doit ranger le *rhumatisme blennorrhagique*, qui a son évolution particulière.

J'ai hâte d'arriver au traitement qui intéressera surtout nos lecteurs.

Que n'a-t-on essayé dans le traitement du rhumatisme articulaire aigü? Il y a deux médicaments que l'on doit placer au premier rang de tous; ce sont le sulfate de quinine et le salicylate de soude.

Monneret, Legroux, Trousseau, Briquet n'hésitaient pas à donner le premier de ces médicaments à la dose de cinq ou six grammes; c'était aller trop loin ; on ne dépassera guère la dose de 1 gramme.

La salicine fut employée dès 1874 ; on reconnut bientôt que cette salicine se transformait dans l'économie en acide salicylique. Ce fut *Senator* qui substitua le salicylate de soude à l'acide salicylique. C'est à Germain Sée enfin que l'on doit à partir de 1877 la vulgarisation du nouveau médicament.

On peut avancer bien haut que le traitement du rhumatisme articulaire aigu par le salicylate de soude est un traitement réellement spécifique.

Voici la formule la plus communément employée.

Salicylate de soude . . .	15 grammes
Eau.	250 —

Il faut donner de 4 à 6 grammes de salicylate de soude par jour, soit dans du lait, soit dans du sirop de groseille avec un peu d'eau de seltz ; 8 grammes constituent une dose au-dessus de la moyenne.

Aussitôt la diminution des douleurs observée, on doit continuer son emploi pendant une huitaine de jours, mais à dose plus minime (1 à 2 grammes).

2°

Goutte.

Le mot Goutte n'a été employé pour la première fois, qu'en 1270, pour désigner une manifestation de l'arthritisme ; à cette époque, la théorie de l'*humorisme*, étant toute puissante, on attribuait cette manifestation au dépôt d'une humeur qui s'infiltrait *goutte à goutte* dans les différents tissus de l'économie. Cette dénomination que Trousseau trouvait fort à son goût, est, il faut bien en convenir, tout au moins obscure.

Si l'étude de la Goutte a fait depuis de grands progrès, ce n'est pas aux médecins seuls qu'en revient l'honneur ; rendons à César ce qui appartient à César: ce sont surtout les chimistes et les micrographes qui ont pu faire le jour dans la composition des concrétions goutteuses et des différents liquides des individus atteints de cette maladie.

Il est bien prouvé aujourd'hui, que la présence de dépôts d'urate de soude dans un tissu quelconque, est un caractère qui ne manque jamais dans l'attaque de goutte. Ce dépôt de forme cristalline peut se loger partout, et quoi qu'on en dise, persister indéfiniment. Il est l'effet et non la cause de l'inflammation.

L'excès d'acide urique dans le sang, telle est l'origine unique et indéniable de la *Goutte.*

Dans aucune autre maladie, on ne constate la présence des dépôts dont nous venons de parler. De plus, si l'on examine dans l'intervalle des accès le sang d'un goutteux, on trouvera toujours le liquide très riche en acide urique.

Ce petit tableau, bien que trop court, est presque celui de la goutte tout entière.

Celle-ci est à peu près constamment héréditaire ; de plus, on peut prévoir même dès le jeune âge, si un sujet sera goutteux ou ne le sera pas. C'est ainsi qu'un fils d'arthritique sera dans son enfance sujet à des saignements de nez, à des maux de tête ; plus tard, dans l'âge moyen, ce seront des troubles dyspeptiques, des lésions cutanées diverses, de l'eczéma, etc, les varices et les hémorrhoïdes ne surviennent que vers l'âge de quarante ans.

On peut avoir à constater de l'asthme, des coliques néphrétiques, des névralgies multiples. Le sujet se trouve ainsi préparé, qu'on nous pardonne cette expression, pour la véritable *attaque de goutte*.

La voici décrite en deux mots : Au milieu de la nuit, un individu qui s'est couché bien portant se trouve réveillé tout d'un coup par une douleur vive siégeant au niveau de l'un des gros orteils. Cette douleur augmente de minute en minute, et finit par devenir effrayante ; elle s'irradie vers le pied, quelquefois même vers la jambe. Les malades la comparent souvent, et l'expression n'est pas trop forte, à du plomb fondu coulant dans les veines ; souvent tout se calme pendant le jour, pour reparaître dans la nuit ; cet état peut se prolonger plus ou moins longtemps.

Si l'on examine la partie malade, on peut se convaincre que l'aspect de celle-ci est loin d'être normal : La peau est rouge, luisante, comme *vernie*, en même temps que toute la région présente un gonflement assez étendu, la fièvre sans être très violente existe pourtant. On doit remarquer que plus les attaques se renouvellent, moins la douleur reste fixe ; elle peut se localiser au pied tout entier, et même monter beaucoup plus haut.

Nous avons omis de dire au début que l'attaque était souvent précédée de prodrômes, tels que tristesse, ennui, morosité, irritabilité du caractère, mauvaises digestions, etc. Ces troubles dans certains cas sont suffisamment nets pour que le malade puisse être prévenu à l'avance de son accès. Ceux-ci se renouvelant, finissent par constituer un véritable *état goutteux chronique*. Ce sont chez ces malades, que l'on remarque, dans l'épaisseur de la peau, sur certaines parties du corps, tout particulièrement au niveau des doigts et des mains, ces fameux dépôts tophacés, constitués par l'urate de soude et de phosphate de chaux.

La goutte n'est pas seulement une affection gênante et douloureuse, elle est aussi une affection grave, car sans raison, sans cause aucune, on voit quelquefois la fluxion articulaire avorter, et la goutte se jeter précipitamment sur un organe ou un appareil quelconque. Le sujet peut mourir subitement dans une syncope, par suite de cette sorte de métastase.

Pour ce qui est du traitement, on doit être convaincu, que si l'hérédité est une prédisposition presque constante, il n'en est pas moins vrai, que certains *genres de vie* peuvent être capables à eux seuls de déterminer la goutte.

On a dit que c'était la maladie des gens riches, il y a là du vrai! En effet les excès de table, une nourriture trop copieuse, l'abus des vins généreux et le manque d'exercice, en sont les principales causes.

Éviter ou supprimer ces dernières, constituera le meilleur des traitements préventifs.

Bien des médicaments ont été proposés contre la goutte.

La *teinture de colchique* est parmi toutes les préparations celle que l'on emploie le plus fréquemment (XX gouttes matin et soir, selon les cas).

Le *salicylate de soude* jouit également d'une certaine faveur contre l'accès, mais on ne doit le prescrire qu'avec les plus grandes précautions vu l'état pathologique des reins.

Dans l'intervalle des accès, on conseillera *les alcalins* au premier rang desquels nous rangeons *la lithine*.

Mais répétons-le, c'est sur le traitement purement hygiénique que l'on doit surtout porter son attention.

CHAPITRE V

LES MALADIES DE LA PEAU

Que le lecteur ne trouve pas étrange de voir les maladies de la peau être développées aussi longuement, dans un livre tel que celui que nous lui présentons, mais en agissant ainsi nous croyons être dans le vrai ; il serait puéril de nier que l'étude des maladies de la peau est un peu délaissée par bien des médecins (les dermatologistes exceptés), malgré cela ce sont surtout ces affections que le public ignorant prétend connaître le mieux, et qu'en conséquence il se contente de traiter lui-même, ce qui revient à dire qu'il se traite mal, et qu'il ne fait ainsi qu'aggraver son état, c'est pourquoi ne suivant pas en cela la règle de la plupart des auteurs qui relèguent à la fin de leurs ouvrages, les maladies cutanées, nous n'avons pas craint de les mettre à cette place.

L'ÉRYSIPÈLE

L'érysipèle est une maladie dont la description trouve sa place aussi bien en médecine qu'en chirurgie ; tantôt naissant d'une façon absolument spontanée, tantôt au contraire venant compliquer une plaie, on comprend facilement que l'on ait décrit deux variétés d'érysipèle : l'érysipèle médical et l'érysipèle chirurgical. Ces deux subdivisions ne sont établies que pour faciliter l'étude de cette maladie : en effet, non seulement on peut, mais encore on doit dire que l'érysipèle est *un*.

Il peut naître sans cause aucune, en un mot frapper un individu en pleine santé ; alors, il envahira presque toujours la face, ou tout au moins l'un des côtés de celle-ci : c'est là certainement la variété de beaucoup la plus fréquente.

Disons en passant que le sexe féminin y serait plus prédisposé que le sexe masculin : n'a-t-on pas vu certaines femmes être atteintes d'érysipèle à chaque époque menstruelle ?

Bien entendu, le tempérament joue, là encore, un rôle des plus importants ; il en est de même des conditions hygiéniques : la misère, les privations, l'accouchement même, sont autant de circonstances physiologiques dont l'importance est à noter.

L'érysipèle chirurgical, grâce aux précautions antiseptiques prises actuellement par la majorité des praticiens, est devenu aujourd'hui d'une extrême rareté.

Pour mon compte personnel, j'ai eu à pratiquer cette année un nombre relativement élevé d'opérations. De toutes ces plaies chirurgicales, dont certaines fort étendues, aucune ne s'est compliquée d'érysipèle.

Cette maladie est d'autant plus à craindre qu'elle est très certainement contagieuse. En Angleterre, ce principe est admis par tout le monde. En France, on rencontre encore sur ce point quelques sceptiques. J'avoue humblement que j'ignore les motifs de ces doutes: n'a-t-il pas été permis de voir maintes fois un individu atteint d'érysipèle, entrer dans l'un de nos hôpitaux afin de se faire soigner de son mal; bientôt celui-ci frappe deux ou trois autres malades, et si, à ce moment, des mesures aussi énergiques que radicales n'ont pas été prises, une salle entière aura été envahie.

Une personne se trouve pour une cause ou pour une autre en contact avec un érysipélateux ; elle pourra, sans être atteinte elle-même, apporter les germes infectieux à une autre, qui, elle, en subira les effets. Bien plus, on a vu un seul cas d'érysipèle jouer le rôle d'un véritable foyer de propagation, et devenir ainsi l'origine d'une épidémie plus ou moins étendue.

De nature véritablement infectieuse, l'érysipèle n'est pas, comme ont essayé de le soutenir quelques observateurs, une affection purement inflammatoire.

Il est impossible de le produire artificiellement ; employez les pansements les plus mal faits, les médicaments les plus irritants, vous obtiendrez des phlegmons, des affections cutanées diverses, des accidents graves, *mais jamais l'érysipèle vrai.*

L'érysipèle s'annonce par du frisson, de la fièvre, une

douleur de tête intense, souvent des vomissements ; quand la fièvre est très forte, on peut observer du délire. Au bout de quelques heures, survient une rougeur, sur les bords d'une plaie, si l'on a affaire à l'érysipèle chirurgical ; à la face, si l'on a affaire à la variété dite médicale. Les limites de cette rougeur sont dessinées par un véritable contour en relief ; les ganglions correspondants à la région se prennent et s'enflamment à leur tour. Vers le troisième jour la rougeur est moins vive, la peau s'exfolie peu à peu en même temps que la fièvre tombe. La température s'abaisse, le malade ressent un bien-être général, et la convalescence commence.

La durée totale de toute la scène aura été d'environ quinze jours.

Malheureusement, il n'en est pas toujours ainsi. Fréquemment, l'érysipèle se termine par suppuration ou par gangrène, et cela tout particulièrement chez les vieillards ou les gens affaiblis par des infirmités plus ou moins graves.

Avant de finir, faisons remarquer que l'érysipèle est, parmi toutes les maladies, celle qui est le plus sujette aux rechutes et aux récidives.

Comme tout ce qui est de nature infectieuse, d'ailleurs, l'érysipèle est un danger permanent. Il faut donc mettre une barrière à sa diffusion ; c'est pourquoi nous ne saurions trop conseiller l'isolement aussi complet que possible de tout érysipélateux. Les personnes qui auront été même pendant un temps très court, en contact avec ce dernier, devront changer non seulement de linges et de vêtements; mais encore se livrer à des ablutions répétées.

Si la maladie a fait son apparition dans un bâtiment où se trouve réuni un personnel nombreux, ne pas hésiter et prendre alors les mesures de désinfection les plus rigoureuses.

Le traitement curatif est simple, les indications sont les suivantes :

1° Un purgatif énergique doit être administré. Je donne la préférence ici aux purgatifs salins (Eaux de Sedlitz, Pullna, Hunyadi-Janos, Montmirail, etc.) ;

2° Le sulfate de quinine à la dose de 0,75 centigrammes par jour et en trois fois ;

3° Applications locales d'eau de sureau répétées huit ou dix fois par jour.

Dans l'intervalle des applications, saupoudrer la région avec de la poudre d'amidon ;

4° Le repos au lit d'abord, à la chambre ensuite, est de toute nécessité pendant un temps assez long.

LE FURONCLE

On donne le nom de *furoncle* à une petite tumeur de nature inflammatoire, de forme conique, subordonnée à la présence, dans son intérieur, d'une masse dure et grisâtre appelée *bourbillon.*

Le furoncle affectionne particulièrement certaines régions : la nuque, le cou, le dos, la partie postérieure des cuisses, etc. On peut dire d'une façon générale qu'il n'y a pas la plus petite partie du corps, pourvue au moins de quelques poils, qui ne puisse lui offrir un terrain plus ou moins propice.

Il ne survient que rarement à l'état isolé ; le plus communément, plusieurs autres l'accompagnent.

Fort rare dans l'enfance et dans la vieillesse, la maladie furonculeuse frappe surtout l'âge mûr et l'adolescence, elle est plus commune chez l'homme que chez la femme, les tempéraments lymphatiques y sont plus exposés que les tempéraments nerveux. L'obésité offre une condition des plus favorables à son éclosion. Certaines maladies générales y prédisposent d'une façon toute spéciale : en première ligne *le diabète.* Combien de fois n'avons-nous pas été amené à découvrir le terrible mal chez des clients qui venaient nous consulter pour de simples furoncles.

On rencontre encore fréquemment ces derniers dans la convalescence des maladies graves, de la fièvre typhoïde en particulier. On a aussi signalé dans l'étiologie : la gastrite, l'entérite, une nourriture malsaine, trop épicée, les excès de toute nature, les fatigues intellectuelles et physiques, etc.

De simples irritations locales peuvent également les engendrer. Les cavaliers, pour ne citer qu'un exemple, en sont souvent atteints : la poussière, la sueur du cheval doivent être incriminées dans ce cas. Certaines professions y prédisposent tout particulièrement : entre autres, professions de tanneur, chiffonnier, charbonnier, ramoneur, maçon, etc., etc. Notons en passant que les jeunes conscrits paient, eux aussi leur tribut. Le fait trouve une explication facile dans le peu d'habitude qu'ont acquise ces derniers pour tolérer les fatigues des premiers jours et surtout porter l'uniforme.

Le furoncle débute par une petite tumeur de couleur rougeâtre, s'accompagnant de phénomènes douloureux assez vifs, comparables à ceux que produirait un clou pénétrant dans la peau, d'où le nom de *clou* sous lequel on le connaît communément.

Cette petite tumeur augmente de volume pendant cinq ou six jours, c'est alors que son sommet blanchit, la base ayant pris une teinte lie de vin ; bientôt le sommet s'ouvrant, laisse échapper une matière séro-purulente au milieu de laquelle se trouve le *bourbillon*. A partir de ce moment, les douleurs cessent, la partie saillante s'affaisse de plus en plus, et tout rentre dans l'ordre en laissant pourtant une cicatrice plus ou moins déprimée.

Malheureusement les choses ne se passent pas toujours de cette manière. On a vu survenir certaines complications d'une redoutable importance, c'est ainsi que les furoncles au visage sont devenus l'origine de phlébites graves : de proche en proche l'inflammation des veines de la face s'étend à l'œil et au cerveau, produisant le gonflement des paupières, l'exophtalmie, le délire, le coma, etc.

La mort même aurait été observée. Ces faits, bien qu'isolés, doivent être néanmoins connus du public, car le furoncle est une lésion si bénigne en apparence que l'on pense peu souvent à consulter le médecin pour elle, bien à tort cependant. Qu'il nous suffise de rappeler en terminant ce que nous avons dit au début : le furoncle est, dans bien des circonstances, l'indication d'une maladie générale ; heureux alors le patient dont l'affection aura été reconnue dès le début.

Que le malade se garde surtout d'appliquer de sa propre

autorité des pommades, des onguents, des préparations dont quelques-unes pourront être bonnes, mais qui ne feront généralement qu'aggraver l'affection première. Le furoncle étant une maladie du domaine purement chirurgical ne doit être traité que par des personnes connaissant les règles chirurgicales.

L'ORGEOLET

On donne ce nom à un petit furoncle qui occupe le bord libre des paupières. Cette appellation lui a été donnée parce qu'il ressemble plus ou moins à un grain d'orge.

Dans le public, le mot *orgeolet* est à peu près inconnu. En revanche, celui de *compère-loriot* est, je ne sais trop pourquoi, dans toutes les bouches. Si cette maladie est légère, son étude n'en présente pas moins un certain intérêt. De nombreux auteurs, parmi lesquels Nélaton, Velpeau, Richet, Panas, se sont occupés de la question; il est absolument prouvé aujourd'hui que l'orgeolet n'est autre chose que l'inflammation d'un follicule ciliaire ; il rentre, lorsqu'il est de peu d'importance, dans la classe des acnés ; c'est au contraire un vrai furoncle lorsqu'il prend des proportions plus considérables.

Cette petite tumeur évolue de préférence au niveau du bord libre de la paupière supérieure, quelquefois aussi de la paupière inférieure.

Tout d'abord, le malade éprouve une sorte de prurit, de démangeaison au niveau du point intéressé qui bientôt devient le siège d'une sorte d'induration saillante primitivement de couleur rosée, mais ne tardant pas à revêtir une teinte lie de vin, puis franchement violacée ; quelques heures après, toute la paupière est œdématiée. Cet état se prolonge pendant cinq ou six jours environ ; c'est alors que la partie acuminée blanchit, fait pointe du côté de la peau et s'ouvre pour laisser échapper un véritable bourbillon, terminaison fort heureuse puisque la cicatrisation a lieu sans trace apparente.

Il n'en est malheureusement pas toujours ainsi. On peut

voir la tumeur suivre une marche presque chronique, souvent aussi elle s'indure ou bien entre d'elle-même en en résolution sans qu'il y ait eu suppuration.

L'un des caractères les plus frappants de la maladie est sa tendance aux récidives. Il est fréquent de rencontrer des orgeolets qui se succèdent les uns aux autres sans cause apparente.

Cette affection survient presque exclusivement chez les sujets lymphatiques et en particulier chez les jeunes filles mal réglées, la menstruation paraissant jouer un certain rôle dans son étiologie ; elle apparaîtrait quelquefois au moment de la ménopause. Il est également vrai que le surmenage physique et intellectuel, la fatigue des yeux, les troubles de l'estomac sont des agents qui ont une certaine importance dans sa pathogénie, mais, je le répète, le lymphatisme, tel est le grand facteur de l'orgeolet.

Il nous reste à parler maintenant du traitement.

On peut faire avorter l'orgeolet au moyen de divers procédés : de petites cautérisations au nitrate d'argent ou bien un très léger badigeonnage à la teinture d'iode permettent parfois d'obtenir ce résultat. La pommade au précipité rouge réussit également ; lorsque la suppuration est inévitable, des auteurs ont conseillé l'application sur le bord libre des paupières de petits cataplasmes de fécule. Le professeur Panas, dont l'autorité est incontestable en pareille matière, s'oppose à leur emploi ; d'après le savant médecin de l'Hôtel-Dieu ceux-ci détermineraient toujours la rougeur et le gonflement des paupières. On se trouve très bien de l'usage de corps gras neutres, l'huile d'amandes douces, par exemple, pour ne citer que l'un d'eux.

Il est souvent nécessaire d'ouvrir la tumeur ; cette petite opération est exempte de danger ; une simple ponction faite avec l'aiguille à cataracte est parfaitement suffisante.

Les malades devront éviter toute fatigue oculaire ; on défendra donc les travaux prolongés à la lumière, les lectures trop longues, le séjour dans des endroits froids et humides.

L'orgeolet étant presque toujours l'une des manifestations du lymphatisme, il sera utile d'instituer un traitement en conséquence.

L'huile de foie de morue en hiver, à la dose de deux ou trois cuillerées par jour, est un médicament de premier ordre. En été, on donnera la préférence à l'iodure de potassium, pris à très petite dose. Les préparations ferrugineuses jouissent également d'une certaine efficacité; toutes sont bonnes, mais toutes ont leurs inconvénients.

L'eau rouillée que l'on fait soi-même au moyen de clous macérés un certain temps dans l'eau peut être suffisante.

L'ANTHRAX

Pris dans son sens étymologique, le mot *anthrax* signifie *charbon*. C'est pour ce motif que les chirurgiens d'autrefois en avaient fait le synonyme de toutes les maladies charbonneuses. C'est une grave erreur comme on le verra dans l'article suivant. La véritable définition de l'anthrax doit être la suivante: *un furoncle très grave*.

Si le début des deux affections est, en effet, à peu près le même, l'évolution en est, d'autre part, différente. Dans le furoncle, les symptômes généraux n'existent pas ; dans l'anthrax, au contraire, il y a, indépendamment des phénomènes fébriles, une altération grave de toute la santé.

L'anthrax siége surtout à la nuque, au dos, aux fesses; on ne l'observe que rarement au niveau du visage et plus rarement encore sur les membres.

Rien de bien particulier à signaler dans les premiers temps de la maladie. C'est tout d'abord une petite élevure rouge, douloureuse, ressemblant à s'y méprendre au *clou* vulgaire ; en quelques jours, souvent même en quelques heures, son volume prend des proportions inquiétantes; on l'a vue acquérir les dimensions d'un œuf et même celles du poing.

Autour de la tumeur existe un gonflement plus ou moins diffus ; les souffrances sont vives, atroces parfois. Au bout d'un temps fort variable, la partie centrale, dont la dureté était si caractéristique, se ramollit, prend une teinte lie de vin, puis franchement violacée et, en dernier lieu, à peu près noirâtre. Cette coloration est surtout très accentuée au niveau de la tumeur; c'est là, que va se former l'*eschare* ou partie gangrenée, dont la chute mettra à nu, soit une sorte de cratère unique d'où s'échapperont des lambeaux de peau mortifiée, du pus, des liquides sanieux, etc., soit, ce qui est le plus commun, des pertuis multiples par lesquels sortiront les différents produits que nous venons de citer.

Les débuts sont ceux de toute affection générale grave : tout d'abord, la santé s'altère, l'appétit fait défaut, la soif est vive, les forces diminuent, les sueurs apparaissent, la fièvre enfin vient compléter ce tableau; inutile de faire remarquer que l'intensité de ce dernier symptôme est en raison directe de la gravité de la maladie. Dans les cas graves, la température peut atteindre le chiffre de 40° et même davantage; la face prend alors une teinte terreuse, des phénomènes intestinaux se produisent, et la mort arrive à plus ou moins bref délai, terminaison fatale d'un état qui offre, au point de vue symptomatique, bien des analogies avec celui de la fièvre typhoïde.

Les choses, heureusement, ne se passent pas toujours d'une façon aussi grave: les manifestations générales s'amendent et tout finit par rentrer dans l'ordre.

Mais, revenons à l'eschare dont nous avons parlé il y a un instant. Deux éventualités peuvent se présenter : ou bien l'eschare ne va pas se détacher assez vite, et le pus s'accumulera au-dessous, formant un abcès parfois assez étendu, ce qui sera une complication sérieuse, ou bien elle tombera, ouvrant ainsi une porte de sortie aux matières sanieuses; la guérison sera alors à peu près certaine.

Les causes de l'anthrax sont à peu près les mêmes que celles du furoncle : qu'il nous suffise de citer au premier rang de celles-ci : les irritations locales, la malpropreté, les maladies générales graves, mais la plus grande cause de l'anthrax, celle qui prime toutes les autres, et cette affirmation doit être connue de tous, est la présence du sucre dans les urines, autrement dit, le *diabète*.

Quelques auteurs ont retourné la proposition en disant que dans bien des cas l'anthrax était l'origine du diabète; il y a là plus qu'une exagération.

Son pronostic est fort variable. Guérissant souvent, il peut néanmoins par la gravité des symptômes généraux auxquels il donne naissance, entraîner une mort plus ou moins rapide, ou tout au moins être le point de départ de l'altération des fonctions digestives, ce qui est une complication sérieuse.

Si la guérison est fréquente, il n'est pas rare, toutefois, de la voir s'accomplir au prix d'une cicatrice ou d'une difformité gênante.

Le traitement est donc ici d'une importance capitale.

Bien des moyens ont été proposés; il n'y en a qu'un de bon à mon sens, c'est l'incision pratiquée aussi *largement* et aussi *profondément* que possible.

La cavité de la tumeur sera lavée avec des liquides détersifs, excitants même dans quelques cas, et toujours l'antisepsie la plus rigoureuse devra être observée; le malade sera soumis à un régime aussi tonique que possible, cela est de toute utilité.

L'alcool, la viande crue, le quinquina viendront, ici assurer le succès du bistouri.

LE CHARBON [1]

Le *charbon* de l'homme ou *pustule maligne* est une affection des plus graves, ayant pour origine un principe virulent et spécifique transmis par des animaux atteints de la *maladie charbonneuse*.

Le virus est la plupart du temps fourni par les bestiaux. Il *imbibe* pour ainsi dire (qu'on nous pardonne l'expression) ces derniers.

1. C'est en raison de l'importance de la lésion cutanée primitive que nous décrivons ici le charbon bien que sa véritable place soit dans le chapitre consacré aux intoxications.

Le sang, la chair musculaire, le crin, la laine, les poils même contiennent le principe spécifique et contagieux, dont l'intensité est telle qu'il peut conserver toute son activité longtemps encore après la mort de l'animal.

Les mégissiers et les tanneurs, par exemple, peuvent être contagionnés en maniant les peaux qu'ils sont chargés de préparer : la profession de boucher est celle qui fournit peut-être le plus de victimes.

La maladie peut encore être produite par la piqûre d'un insecte quelconque.

Il est cependant nécessaire que ce dernier ait sucé le sang d'un animal charbonneux ou mort du charbon pour devenir apte, par sa piqûre, à communiquer la maladie.

Il n'existe donc pas, comme le public le croit bien à tort, de *mouche charbonneuse ;* il n'existe que des mouches *atteintes du charbon* (par ce fait qu'elles ont puisé le principe virulent sur un animal malade), ce qui est loin d'être la même chose.

Pour que le virus pénètre dans l'économie, il n'est pas indispensable qu'il soit introduit par une piqûre, une écorchure ou une excoriation quelconque ; sa présence sur un point de la peau saine, sans solution de continuité, est suffisante.

Le charbon, transmissible des animaux à l'homme, l'est également de l'homme aux animaux et de l'homme à l'homme.

Telle est donc l'évolution de cette grave maladie.

Supposons, pour plus de commodité, un individu piqué par une mouche charbonneuse : deux ou trois jours après, on voit apparaître au niveau du point lésé une petite tache semblable à une piqûre de puce. Très rapidement, cette tâche s'élève sous la forme d'un cône de petite dimension surmonté d'une vésicule contenant un liquide transparent. Par suite de la démangeaison, celle-ci est arrachée par le malade ; au-dessous d'elle on voit alors survenir une *plaque noire*, c'est l'*eschare*.

En même temps, les parties voisines deviennent dures, rouges, gonflées, puis naît autour de l'eschare une couronne de vésicules. A ce moment, la partie malade prend un aspect tellement caractéristique qu'il suffit d'avoir vu une seule fois une *pustule maligne* pour porter un diagnostic exact. Tout ce tableau se déroule en deux, trois ou même quatre jours.

On entre alors dans la troisième période ou période d'*intoxication*. La fièvre ouvre la scène, la température s'élève, l'appétit se perd, la douleur de tête est intense, puis surviennent des nausées, des vomissements, de la diarrhée, des douleurs épigastriques, et le malade meurt dans le délire et le coma.

Si la mort est brusque, c'est qu'elle est causée par la gène apportée à certaines fonctions. Si la pustule siége au cou, par exemple, le gonflement peut être assez considérable pour permettre l'axphyxie.

Le pronostic de la pustule maligne est fort grave ; on l'a vue pourtant, dans certains cas, malheureusement peu nombreux, guérir d'elle-même.

Nous ne citerons que pour mémoire d'autres formes de la maladie charbonneuse, connues scientifiquement sous le nom d'*œdème malin* et de *charbon malin*. Ces formes, d'ailleurs, sont bien moins répandues que celle décrite ici tout au long. C'est pourquoi nous n'y insisterons pas.

Que faire contre ce mal rendu si terrible, non seulement par sa terminaison presque toujours fatale, mais encore par la rapidité de son évolution ? Quels sont les moyens mis en usage pour lutter contre lui ?

On a tout d'abord proposé l'*excision*. Ce procédé consiste à enlever par une incision circulaire, faite au bistouri, toutes les parties malades. Il doit être rejeté, car il est fort douloureux et de plus très grave par les hémorrhagies qu'il peut entraîner.

La *cautérisation* est préconisée par presque tous les chirurgiens. Beaucoup se servent de matières caustiques, telles que le chlorure d'antimoine, le caustique de Vienne, la potasse caustique, etc. Tous ces agents sont loin d'être exempts de défaut : ils détruisent *trop* ou *pas assez*, de plus ils n'agissent que plus ou moins lentement.

Pour mon compte personnel, je préfère de beaucoup la cautérisation pratiquée avec le fer rouge. Ce moyen possède surtout l'avantage d'être très rapide : c'est là le point capital du traitement.

L'URTICAIRE

L'urticaire, de son nom vulgaire *fièvre ortiée*, est une maladie de la peau caractérisée par des élevures rouges ou blanches, semblables à des piqûres d'orties. Ces élevures s'accompagnent d'une démangeaison et d'une cuisson plus ou moins vives. Elle a été connue de tout temps : c'est ainsi que les Arabes l'ont décrite sous le nom d'*Essera*. Cette affection a donné lieu depuis à des travaux multiples : mais, malgré cela, tous ses côtés sont loin d'être élucidés. Elle ne connaît ni l'âge ni le sexe ; sans motif apparent certaines personnes sont atteintes d'urticaire.

Ses causes sont fort variables. Elle peut se produire sous l'influence de divers agents extérieurs tels que l'ortie, les méduses de mer, certaines chenilles, certains insectes, etc... Dans ces cas, l'urticaire se localise, se fixe au niveau des points touchés par ces agents.

Souvent elle envahit toute la surface cutanée ; elle est alors presque toujours due à l'ingestion d'aliments spéciaux. C'est ainsi qu'on l'observe fréquemment après une alimentation composée de moules, de coquillages, de poissons avariés, de choux, de choucroute, de champignons, de fromages, etc. La glace, le melon, les framboises doivent être incriminés dans bien des circonstances. Les fraises seraient dangereuses, sous ce point de vue. Certaines personnes, selon le professeur Hardy, seraient tellement sensibles à l'action de ce fruit qu'elles ne pourraient jamais en manger une quantité, même minime, sans être atteintes aussitôt d'une urticaire, précédée ou accompagnée de syncope et de vomissements ; chez d'autres, les mêmes phénomènes peuvent se produire à la suite de l'ingestion d'un aliment quelconque. Cet aliment sera toujours le même pour chaque personne. Quelques boissons paraissent remplir le même rôle d'agents producteurs : Le vin blanc, l'eau de seltz ; plusieurs médicaments sont souvent des causes d'urticaire ; tels sont : le copahu, le chloral, les bromures, l'iodure de potassium, la valériane, etc... j'ai pour mon compte très souvent observé l'éruption ortiée à la suite d'une émotion morale vive, joie, frayeur, chagrin. Il faut, bien entendu, qu'il existe une prédisposition toute particulière de l'individu, mais quoi qu'il arrive, aucune de ces causes n'est suffisante pour déterminer à elle seule l'urticaire : il faut pour cela une *diathèse antérieure*. Cette dernière peut n'être que de la dyspepsie gastro-intestinale, mais le plus souvent c'est dans les diathèses *goutteuse* et *rhumatismale* que l'on doit en chercher la cause.

A mon sens, on ne doit pas classer l'urticaire dans les maladies de la peau proprement dites ; elle n'est que la manifestation cutanée d'une altération plus ou moins générale de l'organisme.

L'éruption débute habituellement d'une façon brusque, quelquefois sans phénomène précurseur.

Dans quelques cas, il y a un sentiment général de malaise, quelques troubles digestifs, c'est alors qu'apparaissent sur diverses régions du corps des saillies ou des plaques dont le volume est variable. Parfois l'éruption revêt la forme d'une saillie linéaire analogue à la lésion produite par un coup de fouet. La coloration de ces saillies est tantôt rouge, tantôt blanche, le plus souvent la partie centrale est blanche, les contours sont rouges.

A leur niveau, il existe une démangeaison fort vive, s'accompagnant d'un sentiment de chaleur et de cuisson, phénomènes qui bien des fois peuvent constituer un véritable supplice pour le malade.

Dans quelques circonstances heureusement exceptionnelles, toutes les régions du corps sont prises ; l'éruption ne se borne pas toujours à la peau, elle peut s'étendre aux muqueuses : les lèvres, la bouche, la langue, la gorge ; on comprend la torture des malheureux patients.

Cette éruption ortiée a pour caractère principal une mobilité extraordinaire : tout à coup, chez un individu sain, l'urticaire se déclarera après quelques symptômes prodromiques et envahira une région quelconque de la peau. Les plaques peuvent disparaître au bout de quelques jours ; elles reparaîtront plus ou moins, mais ne resteront jamais au même endroit. La durée de chaque élevure, de chaque plaque est donc très éphémère. Dans les cas heureux, la poussée ne dure que quelques jours, plus souvent une semaine ou deux. Dans les autres qui sont les plus communs, la marche générale est chronique Elle reparaît alors sous l'influence de causes déterminées.

En résumé, ce n'est pas une maladie grave que nous décrivons aujourd'hui, mais c'est une affection fort désagréable. Elle résiste, en effet, à peu près à tous les traitements. Tous les moyens locaux qui ont été conseillés contre l'urticaire, sont plus nuisibles qu'utiles. Les bains, quels qu'ils soient, augmentent l'intensité de l'urticaire, quand ils ne la font pas apparaître. Toute la médication se bornera à l'emploi à l'intérieur, des alcalins et de l'arsenic. Tout ce qui est prescrit en dehors de ces deux classes de médicaments ne sert pour ainsi dire à rien.

L'hygiène de l'alimentation, devra être consciencieusement surveillée ; grâce à cette précaution on pourra prévenir les attaques d'urticaire ; la ligne de conduite à suivre par conséquent ne sera dictée que par une personne compétente. Elle seule pourra instituer un traitement utile. Elle seule, sera en mesure de reconnaître la maladie générale dont l'urticaire n'est qu'un des phénomènes plus ou moins sérieux.

LA COUPEROSE

La *couperose*, connue également dans le public sous le nom de *Goutte rose* et, dans la science, sous le nom d'*acné rosée, acné érythémateuse*, est une maladie due à un trouble de la circulation capillaire de la peau.

Elle débute par des sortes de taches d'un rose plus ou moins vif, taches se localisant, soit aux joues, soit au nez, soit au menton ou au front.

Quelquefois, tout le visage est pris; les oreilles elles-mêmes sont loin d'être indemnes.

Au début, ces plaques sont éphémères, ce qui revient à dire qu'elles ne surviennent qu'à des moments déterminés, plutôt le soir que le matin, pendant et après les repas, lorsque les malades se trouvent dans des endroits très chauds, lorsqu'ils passent rapidement du chaud au froid. C'est là la première période de la maladie.

Plus tard, les taches dont nous venons de parler persistent; elles peuvent alors se limiter à un espace plus ou moins étendu, plus ou moins minime, mais chaque jour elles augmentent d'intensité; leur teinte devient plus foncée, en même temps que la rougeur revêt une apparence ponctuée.

Cette rougeur augmente naturellement toutes les fois que le sang, pour une cause quelconque, afflue vers la tête; les parties rouges sont luisantes, souvent un peu gonflées. Les régions malades sont le siége d'une sensation de chaleur, de cuisson, phénomènes qui peuvent devenir insupportables. Des bourdonnements d'oreilles, des étourdissements, de la douleur de tête, indices certains de lésions congestives du côté de l'appareil cérébral, viennent encore s'ajouter à cela.

Lorsque la couperose est plus ancienne, on voit apparaître de petites lignes rougeâtres, droites ou flexueuses, qui ne sont autre chose que des veinules dilatées; pour plus de clarté: de petites varices superficielles.

Une fois développée, cette affection a une tendance à se perpétuer; on l'a vue guérir dans certaines circonstances: chez les femmes, par exemple, quand, pour une cause quelconque, ces dernières deviennent chloro-anémiques.

Si cette maladie est peu grave, elle est, en revanche, fort désagréable. Sa persistance, en effet, ainsi que son siége, toujours très apparent, en font une réelle infirmité.

A quoi tient-elle?

Elle attaque indifféremment les deux sexes: elle se rencontrerait d'après un bon nombre d'auteurs, plus fréquemment chez la femme que chez l'homme. Elle ne survient jamais avant l'époque de la puberté; on a pu l'observer chez des jeunes filles. La période de la ménopause semble y prédisposer. Une personne sanguine y serait plus sujette qu'une personne d'un tempérament lymphatique. Les climats joueraient, eux aussi, un rôle important. Dans les pays froids et humides, on rencontre beaucoup plus de couperoses que dans les pays chauds. En Angleterre et en Russie, un grand nombre des habitants sont couperosés. L'hérédité doit être classée parmi les causes prédisposantes... Des faits concluants viennent confirmer la chose.

On a voulu rattacher l'acné rosé à d'autres affections, en particulier à des affections de l'estomac et du foie, ce qui est loin d'être prouvé.

Parmi les causes tout à fait accidentelles, on peut citer les excès de table, l'abus des boissons alcooliques, etc.

Tout cela est absolument indéniable.

On groupe dans l'étiologie l'application de différents cosmétiques sur la peau; c'est là une erreur. Je soigne chaque jour des artistes dramatiques pour des acnés simples de la face, des érythèmes, de l'eczéma, lésions produites précisément par les préparations dont les personnes appartenant à ces professions sont pour ainsi dire obligées de faire usage; jamais je n'ai rencontré la couperose.

On l'a remarquée chez certains sujets qui pendant plusieurs saisons faisaient des cures hydrothérapiques successives; il existe, en effet, bon nombre de personnes chez lesquelles le séjour, chaque année, dans une ville d'eau, est devenu une véritable monomanie.

Quelles armes avons-nous à notre disposition pour lutter contre la couperose?

Le traitement, disons-le tout d'abord, doit être aussi bien dirigé contre les causes de l'affection que contre les altérations locales.

On a conseillé l'usage à l'intérieur des amers, des ferrugineux, de l'arsenic, de différentes eaux minérales, etc...

Des médecins exécutent des badigeonnages au moyen de pinceaux imbibés soit de pâtes sulfureuses, soit de glycérine iodée, soit même de teinture d'iode.

Le véritable traitement, le seul qui soit réellement profitable au malade, consiste dans des *scarifications* faites avec toutes les précautions possibles.

Pendant deux années, j'ai étudié les maladies de la peau à l'hôpital Saint-Louis, à Paris; pendant ces deux années, j'ai vu les résultats obtenus grâce à ce procédé. J'ai depuis, pour mon compte, pratiqué pour la maladie que je viens de traiter bien des scarifications. Toujours j'ai obtenu des résultats satisfaisants. Ce traitement est d'ailleurs aujourd'hui accepté par tous les dermatologistes. C'est le seul à peu près curatif, les autres moyens que nous avons énumérés tout à l'heure n'étant malheureusement que palliatifs.

L'ONGLE INCARNÉ

Sans faire ici anatomiquement la description de l'ongle, nous rappellerons qu'il se trouve enchâssé en arrière et sur les côtés par des replis cutanés ; il repose d'autre part sur le *derme*. C'est aux inflammations de toutes ces parties que l'on donne le nom d'*onyxis*. Le plus fréquent de tous est l'onyxis latéral ; il siége presque exclusivement sur le bord interne du gros orteil. L'ongle paraît s'enfoncer dans le derme enflammé, d'où le nom d'*ongle incarné*.

Cette petite infirmité, assez sérieuse en somme, que nous décrivons aujourd'hui, n'est que le résultat d'un désaccord survenu entre l'ongle et les parties molles.

Pour bien des auteurs, l'ongle s'enfonce dans les chairs, les ulcère ; celles-ci à leur tour remontant par dessus le bord de l'ongle, s'enflamment au contact de ce corps dur.

La chaussure serait toujours le point de départ de cet état de choses.

Si l'on écoute Boyer, l'habitude de se couper les ongles *en rond* serait très pernicieuse. Pour ce chirurgien, ce serait là la cause de presque tous les ongles incarnés. Il y a là une exagération très évidente.

On a prétendu que l'ongle incarné n'existait pas chez les religieux déchaussés. C'est encore une erreur ; on a signalé en effet la présence de l'onyxis chez les populations arabes dont les chaussures n'avaient aucun rapport avec les nôtres.

Les chaussures ont une influence, c'est certain, mais une influence tout à fait indirecte.

Cette affection trouve son explication : 1° dans les caractères physiques de l'ongle ; 2° dans la forme du gros orteil ; 3° dans la pression exercée par les chaussures ; 4° dans la constitution même de l'individu.

Prenons par exemple un ongle épais et dur : il a, par un défaut de conformation, tendance à s'enfoncer directement, non pas dans la gouttière unguéale, mais bien dans le derme sous-unguéal. La chaussure jouera un rôle secondaire et capital tout en même temps, en produisant l'accentuation de cet état, à savoir la variété d'onyxis que nous étudions en ce moment.

Lorsque l'ongle est peu développé dans tous les sens, la pression exercée par la chaussure l'aplatit, les parties molles de la phalange mal soutenues sont relevées de bas en haut par la pression du pied, d'où une tendance à déborder l'ongle, d'où production de l'ongle incarné.

Nous avons parlé tout à l'heure des influences constitutionnelles ; elles sont certaines ; il est évident que les chairs molles et délicates des sujets lymphatiques seront plus facilement atteintes par un ongle mal conformé que les chairs saines et robustes.

Pour conclure, je pense que la chaussure ne joue dans l'évolution de cette maladie qu'un rôle accessoire.

La description des symptômes nous prendra peu de temps : L'ongle incarné s'annonce par une douleur légère s'accompagnant d'un peu de rougeur sur le bord interne du gros orteil. Cette douleur et cette rougeur, augmentent pendant la marche. Au bout d'un temps variable, il se forme sur le bord interne du gros orteil de véritables fongosités plus ou moins ulcérées, qui finissent par recouvrir une partie de l'ongle. A ce moment, les douleurs augmentent, la marche devient difficile et même impossible, et le malade se décide à voir un chirurgien. Quelquefois, il y a été déterminé par une complication grave, telle qu'une angioleucite, une adénite, un ostéopériostite, etc.

Quel traitement pouvons-nous opposer à cette bizarre affection ? De nombreux moyens ont été conseillés ; que nos lecteurs se rassurent, nous ne citerons que les trois principaux.

Nous ne parlerons que pour mémoire du premier qui

presque toujours est insuffisant. On soulève tout simplement la partie de l'ongle malade avec un peu d'amadou, de charpie, ou avec un corps quelconque.

Les chirurgiens mettent souvent en pratique un procédé qui est fort incomplet, mais qui apporte un certain soulagement au malade : ils se contentent d'opérer la destruction des fongosités et des parties molles qui sont venues s'appuyer sur l'ongle.

Ces méthodes, répétons-le, ne réussissent presque jamais. Le seul procédé qui doit être suivi pour obtenir la guérison radicale de l'onyxis consiste dans l'ablation partielle de la partie de l'ongle engagée sous les parties molles.

Cette opération qu'a si bien décrite Dupuytren, est relativement simple ; on devra donc la préférer à toutes les autres.

LES VERRUES

Si la production cutanée qui va nous occuper aujourd'hui semble, tout d'abord, de peu d'importance, il n'en est pas moins certain que les discussions scientifiques qui se sont élevées à son sujet ont été fort nombreuses.

On désigne sous le nom de *verrues* de petites tumeurs siégeant dans l'épaisseur de la peau, et dont la forme varie à l'infini. Cependant, cette affection peut être ramenée à trois types :

La *verrue commune*, connue sous le nom de *verrue dure*, la *verrue en chou-fleur* ou *poireau* et la *verrue charnue*. Nélaton n'en avait établi que deux catégories : la *verrue* proprement dite et les *poireaux*. Ces tumeurs peuvent être rencontrées à peu près sur toute la surface du corps, mais la partie supérieure des doigts et des mains, la face, la nuque, le dos en sont les sièges de prédilection.

Quoi qu'il en soit, mentionnons leur existence au niveau d'autres régions : c'est ainsi qu'il m'a été donné personnellement de soigner, il y a quelques mois, une verrue siégeant sous l'ongle du troisième doigt du pied gauche; cette dernière variété est d'ailleurs assez fréquente.

Elles frappent surtout l'enfance et la jeunesse. Apparaissant dans l'âge adulte, elles marquent le début de lésions plus graves. Elles ne sont presque jamais solitaires; on en trouve un nombre plus ou moins considérable chez le même individu.

Contagieuses pour les uns, non contagieuses pour les autres, leurs causes en sont ignorées; cependant, le contact avec la peau de substances irritantes, la malpropreté, le manque de soins, joueraient un certain rôle dans leur production.

Les scrofuleux, si l'on en croit Bazin, y seraient tout particulièrement exposés; cela n'est pas prouvé.

Nous avons précédemment établi trois catégories de verrues; un mot sur chacune d'elles :

La *verrue dure*, de toutes la plus fréquente, siége presque constamment aux doigts et aux mains. Son volume peut varier de celui d'une tête d'épingle à celui d'un gros pois. La surface, d'abord lisse et grisâtre, devient plus tard rugueuse, fendillée. Sa coloration prend une teinte plus foncée. Souvent plusieurs verrues se réunissent en une seule pour former une excroissance de plusieurs centimètres d'étendue. La constitution intime de ces tumeurs est peu compliquée : elles sont dues tout simplement à un hypertrophie des papilles de la peau.

La *verrue en chou-fleur*, vulgairement appelée *poireau*, est formée par un certain nombre de productions longues et parallèles qui, par leur assemblage, forment une excroissance plus ou moins comparable à la plante dont elle porte le nom.

La *verrue charnue* siége au visage et au cou; tantôt sessile, c'est-à-dire faisant corps avec la peau, tantôt au contraire rattachée à cette dernière par un mince pédicule, elle peut être, vu la place qu'elle occupe, une cause de difformité pour l'individu qui en est porteur.

Les verrues, n'offrent par elles-mêmes aucune gravité. Elles s'excorient quelquefois et gênent certains mouvements. Mais, je le répète encore, quelles que soient leurs formes, leurs dimensions, leurs aspects, elles ne sont jamais dangereuses.

Elles peuvent guérir seules ; on voit, par exemple, la verrue s'atrophier petit à petit et tomber, mais malgré leur peu de gravité, il ne faut pas oublier que la difformité dont elles sont la cause amène souvent dans notre cabinet des personnes atteintes de cette maladie.

Les moyens que nous avons à notre disposition pour les détruire sont nombreux.

L'emploi des astringents est quelquefois suffisant, pas toujours cependant. On a conseillé l'usage du suc de certaines plantes (la grande chélidoine et le figuier, pour n'en citer que deux).

Des attouchements pratiqués chaque jour avec un pinceau imbibé, soit de perchlorure de fer, soit d'acide acétique, donnent presque toujours des résultats satisfaisants.

Quand ce dernier moyen ne réussit pas, il est toujours temps de recourir à la cautérisation proprement dite. Celle-ci est faite avec différents acides, tels que les acides chlorhydrique, nitrique, sulfurique et surtout chromique.

On a également pratiqué la ligature de certaines verrues pédiculées, mais cette petite opération n'est malheureusement pas exempte de danger.

Le procédé auquel. d'accord en cela avec la plupart des chirurgiens, je donne la préférence, est l'excision suivie de cautérisations légères, mais répétées souvent.

Par ce moyen, on obtient une guérison aussi rapide que complète.

LE ZONA

L'affection d'une malade qui s'est présentée tout récemment dans mon cabinet vient de m'inspirer le sujet de ma chronique d'aujourd'hui.

Le mot *Zona* pouvant paraître bizarre à nos lecteurs, disons bien vite en quoi consiste la maladie. Pour faciliter la description, prenons un exemple : un individu jouissant habituellement d'une santé parfaite, éprouve tout à coup une émotion plus ou moins vive ; quelques jours se passent, rien de particulier n'est à signaler du côté d'un organe quelconque. Malgré cela, que l'on nous permette le mot, cet individu se sent *mal en train;* il ne fait pas attention tout d'abord à ce malaise qu'il croit devoir être passager, quand, sans cause apparente, il est tiré de son sommeil par une douleur terrible, atroce, qui, siégeant sur l'un des côtés de la poitrine, du moins dans les cas les plus communs, a été comparée par les malades à la sensation que ferait éprouver un charbon ardent appliqué sur la peau.

Souvent le médecin lui-même ne sait à quoi attribuer une pareille douleur, quand, brusquement, au niveau de la région douloureuse apparaît une série de petites plaque rouges, séparées les unes de autres par des espaces de peau saine. Elles ne tardent pas à se recouvrir de vésicules, au nombre de quatre, de cinq et même de vingt pour la même plaque. Au bout d'un certain temps (huit à dix jours en moyenne), le tache rouge disparaît, la vésicule s'affaisse, le liquide qu'elle contenait subit la dessication; il se forme une croûte de couleur foncée qui tombera à son tour en laissant une cicatrice de peu de durée.

Le nombre des plaques est fort variable; quelquefois on n'en observe que quatre ou cinq, souvent bien davantage; chez la malade que j'ai prise comme type de cette description, il y en avait une quinzaine environ. La douleur si caractéristique, persiste pendant toute la durée de l'éruption; pas toujours cependant, on l'a vue même augmenter pendant toute cette période; il existe une insensibilité à peu près complète des parties de peau saine séparant les unes des autres les plaques morbides. Le professeur Hardy cite même deux cas suivis d'une véritable paralysie musculaire.

L'éruption et la douleur, tels sont les deux symptômes de la maladie, mais phénomènes des plus intéressants, cette éruption et cette douleur siégent toujours au niveau du trajet d'un nerf. C'est ainsi que dans le zona de la poitrine qui est si fréquent, ce sont les nerfs intercostaux qui sont en cause. D'autres nerfs, qu'il serait trop long d'énumérer ici, peuvent être incriminés. L'œil lui-même peut être indirectement atteint par une pareille lésion.

On a également observé le zona au cou. Celui du bras peut s'étendre jusqu'à la main. Le zona sciatique et le zona frontal sont des variétés fort douloureuses ; le zona maxillaire est plus sérieux que les précédents, puisque les plaques vésiculeuses peuvent se développer à l'intérieur de la bouche, sur la langue, sur le palais et même sur l'amygdale.

En général, l'éruption est complète en vingt-quatre ou quarante-huit heures ; quant à la douleur, elle peut ne se déclarer qu'au moment de l'éruption et disparaître avec cette dernière. Cependant dans certains cas, la région au niveau de laquelle se sont développées les plaques, reste indéfiniment douloureuse.

Ajoutons que la maladie guérit seule ou à peu près seule ; presque toujours, quand des complications surviennent, c'est qu'un traitement intempestif a été institué ; alors des ulcérations et même des gangrènes se produisent ; c'est ici certainement le lieu de répéter encore une fois ce vieux proverbe : ce qui est inutile est nuisible.

Le zona se développe à tous les âges ; il est, quoi qu'en aient dit certains auteurs, beaucoup plus fréquent chez les nerveux, les rhumatisants, les arthritiques, que chez les lymphatiques, par exemple.

Parmi les causes déterminantes, je placerai, en première ligne, les phénomènes moraux : la colère entre autres, est presque toujours le principal facteur de cet accident, chez un individu prédisposé, bien entendu.

Pour ce qui est du traitement, nous avancerons sans crainte qu'il faut tout simplement se contenter de saupoudrer la partie malade avec un peu de poudre d'amidon et donner à l'intérieur des préparations aussi calmantes que possible.

Il faudra également porter son attention sur la constitution même du sujet et cela afin d'éviter les récidives.

Tous les autres moyens qui ont été préconisés, quels qu'ils soient, restent à peu près sans effet. Je ne veux pas même ajouter que tous les cas aggravés qu'il nous est donné bien souvent de soigner sont dus à l'usage de certains remèdes peu médicaux dont la stupidité le dispute à l'imprudence des personnes qui les emploient.

LE PANARIS

Cette maladie, malgré son nom presque vulgaire, exige de la part du médecin une certaine sagacité. En effet, de forme même bénigne, elle peut entraîner à sa suite des complications d'une certaine gravité. J'écris d'autant plus volontiers cet article, que bien souvent, lorsque le panaris *tourne mal*, pour me servir d'une expression populaire, c'est presque toujours aux malades eux-mêmes qu'il faut s'en prendre ; je dirai dans un instant pourquoi.

Les causes du panaris sont nombreuses : une simple écorchure, une piqûre, des éraflures mêmes superficielles de la peau peuvent en être l'origine ; on l'observe après des opérations chirurgicales pratiquées au niveau des doigts sans que toutes les précautions antiseptiques aient été prises. Les élèves en médecine en sont souvent atteints à la suite de piqûres anatomiques ; on doit noter aussi le frottement prolongé des instruments de travail sur certaines parties des téguments cutanés.

Ce qu'on appelle vulgairement le *durillon forcé* n'est qu'un panaris localisé à la paume de la main.

Je passerai volontairement sous silence les différentes variétés : chacune d'elles se trouvant basée sur le siège anatomique de la lésion, je me trouverais par conséquent contraint de me servir de termes assez peu intéressants pour les personnes qui me font l'honneur de me lire.

La plus simple des variétés n'est autre que la *tourniole*, appelée, je n'en sais trop la raison, *mal d'aventure*. Elle débute par une douleur des plus vives, dont le point maximum siége au niveau de l'un des doigts ; cette douleur augmente petit à petit ; elle s'accompagne du gonflement et de la rougeur de la peau ; il se forme sous l'épiderme une sorte de phlyctène laissant échapper un liquide, qui, séreux dans les premiers jours, devient plus tard franchement purulent. Souvent l'inflammation envahit la région unguéale ou péri-unguéale ; c'est là la vraie *tourniole*.

Ne citons que pour mémoire le panaris dit *anthracoïde*.

Son siége se trouve au niveau de la face dorsale des doigts Cette variété est peu grave :

Arrêtons-nous un instant sur le panaris *sous-cutané*. Il s'annonce par des phénomènes beaucoup plus accusés que les variétés précédentes ; la douleur est aiguë, le bras peut devenir gros, rouge ; il y a de la fièvre, les ganglions du coude et de l'aisselle s'engorgent ; rarement l'inflammation en reste là. Elle envahit, et c'est là l'une des plus grandes complications que nous puissions observer, les gaînes tendineuses de la main et de l'avant-bras.

Ajoutons également que le panaris des gaînes, le *panaris profond* en un mot, peut débuter d'emblée à la suite d'une simple plaie, d'une simple piqûre.

Le panaris est d'une gravité toute spéciale lorsqu'il occupe le pouce ou le petit doigt ; en effet, il gagne très facilement certaines régions de la paume de la main dont les lésions entraînent presque inévitablement des infirmités persistantes. Dans bon nombre de cas on observe la carie des os, leur nécrose. Il y a alors perte plus ou moins complète des fonctions de l'un des doigts.

Le pronostic est donc assez sérieux. Si le panaris superficiel est toujours peu grave par lui-même, il n'en est pas moins vrai que traité incomplétement ou traité par des moyens aussi bizarres que peu scientifiques, il peut être le point de départ du panaris des gaînes sur les dangers duquel je ne veux pas revenir.

Presque toujours, lorsqu'une personne atteinte de panaris se présente dans notre cabinet, il nous est facile d'apprendre qu'elle a commencé par traiter elle-même son *mal blanc*, d'après ses propres expressions. Elle a employé des pommades, dont le nom est aussi ridicule que la composition ; elle ne vient consulter le médecin qu'après avoir expérimenté tous les remèdes mis en vente dans des officines interlopes, remèdes recommandés par des commères quelconques. Cette singulière habitude est même bien souvent contractée par les personnes de la classe aisée. C'est ainsi que dans ma clientèle, composée presque exclusivement de malades appartenant à cette dernière catégorie, j'ai pu observer ce fait nombre de fois.

Voici en quelques mots comment doit être traité un panaris : Un individu vient nous consulter, ayant constaté au niveau d'un doigt un peu de rougeur et de gonflement. Presque toujours il existe une douleur assez vive.

On devra lui conseiller immédiatement l'usage de cataplasmes de farine de lin ou de fécule arrosés d'eau phéniquée ; il trempera plusieurs fois par jour non seulement le doigt malade, mais encore le bras tout entier dans un bain d'eau tiède à laquelle on aura préalablement ajouté quelques gouttes d'acide phénique, ensuite, quoi qu'il arrive, à moins cependant de circonstances spéciales, on pratiquera toujours une incision ; celle-ci sera faite *largement;* on évitera ainsi bien des dangers.

L'opération une fois terminée, on pourra continuer l'usage des bains précédents ; les pansements absolument antiseptiques seront tout naturellement employés.

Je ne parlerai pas de la conduite que doit tenir le chirurgien dans les cas d'inflammation des gaînes tendineuses et de nécrose des os.

L'affection que nous venons d'étudier d'une façon trop brève, malheureusement, est en somme du domaine purement chirurgical. Le panaris pris au début peut n'être rien ou presque rien ; que l'on attende seulement quelques jours et il sera trop tard, ce qui revient à dire, comme je l'ai écrit au commencement de cet article, que très fréquemment ce sont les malades qu'il faut incriminer lorsque des complications surviennent.

Si c'est une faute, en résumé, et ce sera là mon dernier mot, de traiter un panaris avec négligence, c'est certainement un danger d'employer des moyens absolument intempestifs.

ECZÉMA

L'eczéma est certainement de toutes les affections de la peau, celle dont la description présente le plus de difficultés, si l'on veut réunir dans cette dernière, les trois qualités essentielles d'un écrivain : la clarté, la brièveté et la somme de détails suffisants, pour faire comprendre ce qu'est la maladie.

L'*eczéma*, vient d'un mot grec qui veut dire *brûler*. Ce n'est qu'à partir du siècle dernier que Willan, dermatologiste distingué, s'en servit pour désigner une lésion cutanée, caractérisée d'abord par de petites vésicules capables de se rompre un jour, de sécréter un liquide séro-purulent, et de donner lieu ensuite à une exfoliation épidermique.

Cette définition fut acceptée par tout le monde; longtemps après, Bazin en 1862, décrivant à son tour la maladie, employa pour la caractériser à peu près les mêmes termes que Willan.

Malheureusement, cette définition, malgré ses avantages, est loin d'être complète; nous préférons de beaucoup celle du professeur Hardy. « Une *maladie superficielle* de la peau ou des membranes muqueuses, pouvant débuter par des lésions élémentaires diverses, mais présentant comme caractères principaux, soit simultanément, soit successivement de la rougeur, une sécrétion séreuse ou séro-purulente susceptible de se concréter pour former des croûtes et une exfoliation épidermique constituée par des squames *folliacées* ou *furfuracées*, peu adhérentes et se renouvelant à plusieurs reprises ».

A notre sens, cette définition est à peu près parfaite, c'est un aperçu très abrégé, mais aussi très simple de l'*eczéma*.

L'eczéma *type* n'existe pas; à proprement parler il y a autant de formes que d'individus, mais pour ne pas aller trop loin, arrêtons-nous quelques instants sur la forme la plus commune.

Dans la *première période*, on voit apparaître sur une partie quelconque de la peau, une série de vésicules de formes très variables; celles-ci contiennent un liquide tantôt transparent, tantôt louche, et quelquefois même, purulent. Elles reposent presque toujours, pour ne pas dire toujours, sur une surface rouge. Les régions ainsi atteintes, deviennent le siège d'un œdème plus ou moins accentué.

Ces vésicules peuvent manquer ; l'éruption constituée dès son début par de véritables petites pustules, se transforme bientôt en croûtes jaunâtres (*impetigo*) ce sont ces croûtes qui ornent très fréquemment la tête des enfants strumeux, et que l'ignorance populaire respecte à tort, s'imaginant pour se servir de ses propres termes, que c'est de la *gourme*.

Le visage et le cou de l'enfant sont alors généralement envahis ; les lésions déjà fort rebelles, sont encore fort aggravées bien souvent par des applications d'agents plus ou moins dégoûtants que les parents, malgré les avis autorisés, considèrent comme souverains.

Dans une autre variété il n'y a que des *papules* (*eczéma lichenoïde*). Quelquefois, la maladie débute qu'on nous passe le mot, par la fin ; la peau se couvre en quelques jours de squames épidermiques, elle pèle, devient sèche, se gerce, se fendille, la sécrétion séreuse s'effectue, et *l'eczéma* est établi.

Dans d'autres cas, les gerçures, les fissures, sont les lésions initiales ; par leur entre-croisement, pour rappeler la comparaison établie par le professeur Hardy, elles donnent à la peau l'aspect d'un vieux pot de faïence.

Tels sont résumés, trop brièvement à notre avis, les caractères types de la *première période*. Mais la plupart du temps, ceux-ci se mêlant sont peu précis.

Les *fissures* et le *suintement* sont les deux phénomènes capitaux de la *deuxième période*.

Ce suintement est de couleur citrine, de consistance visqueuse ; il empèse le linge comme de l'empois, il peut être entièrement purulent; laissé sur la peau, il ne tarde pas à former des croûtes ; que l'on enlève ces dernières, ou qu'elles tombent spontanément, on voit au-dessous d'elles une surface rouge, fortement ulcérée et douloureuse.

Dans la troisième période, la peau est le siége d'une desquamation ; les squames épaisses d'abord, deviennent de plus en plus fines, pour bientôt ne laisser à leur place qu'une surface d'un rouge violacé.

Les symptômes éprouvés par le malade sont des plus pénibles : sentiments de chaleur et de démangeaison ; besoin de se gratter, etc. Ce dernier est tellement violent que peu de personnes résistent à leur désir, ce qui est une cause de l'aggravation de la maladie.

Cette chaleur et cette démangeaison sont augmentées par la température extérieure, par les repas, et surtout par les boissons.

L'étendue de *l'eczéma* est des plus variables. Tantôt la maladie se limitant tout d'abord à une petite région, augmente peu à peu; tantôt plusieurs plaques se réunissent entre elles pour former une sorte de *département eczémateux*.

Quant au siége, nous pouvons dire qu'il n'y a pas une parcelle de la surface cutanée qui ne puisse être atteinte d'eczéma.

La durée, elle aussi, est très incertaine. L'éruption peut disparaître, au bout de quelques semaines, ce sont les cas les moins nombreux. Parfois, elle persiste chroniquement dans les mêmes régions, s'atténuant à un endroit pour reparaître ailleurs avec recrudescence; on l'a même vue persister indéfiniment avec des exacerbations.

Hâtons-nous d'ajouter que dans la majorité des cas, surtout si un traitement approprié a été institué de bonne heure, la santé se rétablit peu à peu.

Sans être absolument fatales, les récidives sont très fréquentes.

Il nous reste à parler maintenant des causes de la maladie et du traitement.

Les *causes* sont de deux ordres: Prédisposantes ou déterminantes.

Au premier rang des premières, il faut placer l'hérédité.

Aucun tempérament, quoiqu'on en dise n'est à l'abri de l'affection; souvent, on l'a remarquée chez les femmes pendant la lactation, on la connaît alors sous le nom de *lait répandu*.

Toute action irritante sur la peau peut déterminer de l'eczéma (*éruptions eczémateuses professionnelles*).

La qualité de la nourriture est très importante; l'abus du porc, du poisson, des crustacés, des choux, etc., peut en être le point de départ. On le voit également survenir chez les jeunes enfants mal sevrés ou sevrés trop tôt; chez ceux qui sont nourris avec des aliments peu en rapport avec leur âge ou grossièrement préparés.

Mais les *grandes causes de l'eczéma* sont les causes morales: la peur, la colère, les chagrins prolongés, les travaux de tête, peuvent être toujours incriminés à juste titre.

Mais il est bien entendu que ces causes isolées, ne sont

rien; elles sont *tout* au contraire, si elle agissent sur un individu *prédisposé.* On arriverait presque à énoncer que l'eczéma n'est pas à proprement parler une maladie, mais bien la manifestation d'un état pathologique, d'une diathèse : La goutte, le rhumatisme chronique, l'état dartreux ou herpétique en sont en réalité les générateurs.

Ceci nous amène à dire qu'il existe deux traitements bien distincts : Le traitement local et le traitement général.

Traitement. — Dans la première période, les lotions émollientes sont indiquées (eaux de guimauve, de son, etc.) Les bains de son et d'amidon doivent les accompagner. Les parties atteintes seront couvertes de poudre d'amidon ou de lycopode. Les cataplasmes doivent être proscrits. Ils seront au contraire utiles dans la deuxième période.

A leur emploi, je préfère cependant de beaucoup celui de l'eau de sureau.

On devra être convaincu de ce fait que le contact de la peau ulcérée avec l'air extérieur est des plus nuisibles, c'est pourquoi ce moyen qui consiste à protéger les parties malades au moyen d'une enveloppe de caoutchouc a presque toujours donné de bons résultats.

Le traitement interne est réellement prépondérant (purgatifs fréquents, alcalins, arsenic sous forme de liqueur de Fowler à la dose de 4 à 15 gouttes par jour).

Une grande sévérité de régime est de rigueur: C'est ainsi que l'on devra supprimer l'usage du café, du thé, des liqueurs, des aliments épicés, du poisson, des crustacés, des mollusques, etc.

La bière pendant les repas est de beaucoup préférable au vin.

CHAPITRE VI

MALADIES DE L'ENFANCE

Ce chapitre est de la plus haute importance ; bien que l'espace nous soit compté, nous avons cru devoir y insister assez longuement, en effet, il s'adresse directement à toutes les mères.

Souvent dans notre clientèle, nous rencontrons des erreurs grossières commises par les parents, erreurs qui n'ont d'égal que l'entêtement invétéré de leurs auteurs ; c'est pour éviter celles-ci que nous avons cru devoir faire précéder les maladies *infantiles* proprement dites par trois articles assez étendus consacrés à *l'hygiène de la première enfance, à l'allaitement et au sevrage.*

Il y a bien des maladies de l'enfant qui se rencontrent chez l'adulte, on les trouvera dans le cours de l'ouvrage. Deux grands états morbides : le *rachitisme* et la *scrofule* vu le développement qu'ils exigeaient ont été laissés dans l'ombre ; si le lecteur veut connaître les motifs de cet ostracisme, nous le prions de bien vouloir revenir sur ses pas et de relire notre préface.

PREMIÈRE PARTIE

L'HYGIÈNE DE LA PREMIÈRE ENFANCE

Personne n'ignore que les chiffres de la mortalité chez les nouveau-nés sont véritablement effrayants; le fait s'explique malheureusement.

La nature fait passer le petit être brusquement, sans transition aucune de la vie intra-utérine à la vie réelle. Pendant la première, la mère se chargeait de tout, elle respirait pour lui, son sang était le sien, sa chaleur la sienne. Tout à coup, cet être se trouve livré à ses propres forces : il faut qu'il vive par lui-même. On comprend donc que des organes si faibles, dont les fonctions ne font que commencer, puissent être lésés par la cause la plus futile en apparence.

Ajoutons à cela l'influence nocive exercée sur lui par

nos conditions sociales : l'air vicié des grandes villes, l'agglomération des individus, l'étroitesse des habitations, tous agents qui contribuent puissamment à l'augmentation de cette mortalité.

Quels moyens pour lutter contre un pareil état de choses avons-nous à notre disposition ? Ces moyens, je le dis de suite, peuvent se résumer dans ces quatre mots : une hygiène bien comprise. C'est l'ensemble de ces conditions que je vais essayer de faire connaître à mes lecteurs d'une façon aussi condensée que possible.

L'enfant est venu au monde. Le cordon ombilical est coupé et lié. On enlève l'enduit sébacé dont le corps est couvert au moyen d'un peu d'huile ou mieux d'un jaune d'œuf. On essuie ensuite le nouveau-né avec un linge fin, puis on le place deux ou trois minutes dans un bain tiède, on le couvre ensuite de serviettes chaudes ; on panse le cordon qui tombera de lui-même, disons-le en passant, du troisième au septième jour, et on procède à l'habillement. On peut faire usage, soit du maillot français modifié, soit du maillot anglais.

Le premier, auquel je donne la préférence, se compose d'une chemise, d'une camisole ou brassière ouverte par derrière, de langes de toile et de laine, d'un bonnet de toile. Le tout sera maintenu par une couverture. On aura soin de ne pas trop serrer cette dernière. Il faut, en effet, que l'enfant *ait chaud*, mais que ses mouvements soient absolument libres. Certains de nos confrères proscrivent le bonnet, même dès les premiers jours. Je ne saurais trop m'élever contre une pareille prohibition qui peut être l'origine d'accidents graves.

La sollicitude des mères doit être portée d'une façon toute spéciale sur les soins de propreté. Les langes de l'enfant seront renouvelés toutes les fois qu'ils seront tachés ; les parties de la peau en contact avec ces derniers seront toujours lavées *à grande eau ;* on évitera ainsi bien des maladies rebelles, telles que l'intertrigo, l'eczéma, l'érythème, etc., affections tellement fréquentes que les parents même les plus soigneux n'y portent généralement qu'une médiocre attention. Tous les deux jours, l'enfant sera plongé quelques minutes seulement dans un bain tiède, d'une température de 25 à 30°.

La tête sera lavée *tous les jours,* avec de l'eau savonneuse. Souvent même il sera urgent de la frictionner avec une brosse douce, de façon à empêcher l'accumulation de cet enduit noirâtre que des personnes ignorantes respectent à tort et qui n'est autre chose que de la *crasse,* pour l'appeler par son nom.

Pendant les deux premières années, le sommeil de la nuit n'est pas suffisant. L'enfant doit en outre dormir pendant une partie de la journée. A l'âge de deux ans le sommeil diurne sera supprimé avec avantage.

Des médecins préfèrent au berceau un petit lit sans rideaux. Je ne suis pas tout à fait de cet avis. Le berceau avec rideaux a l'immense avantage de préserver le petit être du froid, des courants d'air à peu près inévitables. Pour parer aux inconvénients signalés par quelques auteurs, il faudra relever ceux-ci aussi souvent que possible, surveiller avec une minutieuse attention toutes les parties qui composent la couche. Ces dernières devront être lavées fréquemment, même quand elles ne seront pas maculées. On les exposera deux ou trois fois par jour au grand air.

La plupart des nourrices, bon nombre de parents prennent l'habitude de bercer les enfants. Cet usage, plus que mauvais, est la source avérée d'affections cérébrales auxquelles le nourrisson n'est déjà que trop prédisposé par lui-même. C'est également pour cette raison que je conseille à mes clients de ne jamais se servir de la petite voiture. L'enfant, à moins d'impossibilité complète du côté de la mère, doit être tenu sur les bras.

Deux ou trois fois dans la journée, il est bon de le laisser libre sur une couverture ou un tapis. Il exerce ainsi petit à petit ses muscles : il arrive progressivement à se tenir debout. Ce n'est qu'à partir d'un an, quelquefois beaucoup plus tôt, que l'enfant commence à marcher. Bon nombre ne marchent que fort tard, à dix-huit ou dix-neuf mois par exemple ; il n'y a pas de règle précise à ce sujet.

Maintenant, j'appelle l'attention des mères de famille sur un moyen aussi sûr que simple, qu'elles ont à leur disposition, pour s'assurer de la santé de l'enfant. Ce moyen n'est autre que la *pesée,* système à l'heure actuelle universellement adopté avec raison. On se sert pour cela d'une balance sensible à cinq grammes près. L'enfant est pesé nu. Inutile d'ajouter que l'on devra chauffer d'une façon convenable la pièce où aura lieu le pesage afin d'éviter tout refroidissement. Quelques chiffres doivent être connus pour mener à bonne fin cette opération.

A la naissance, le poids moyen des garçons est de 3 kilos 250 grammes. Celui des filles de 2 kilos 950 grammes. Pendant les deux premiers jours, le poids subit une diminution d'environ 100 grammes ; dès le troisième jour l'enfant commence à regagner ce qu'il a perdu. Du quatrième au septième il a à peu près repris le poids qu'il avait en naissant.

A partir de cette époque, il doit augmenter de 20 à 25 grammes par jour pendant les cinq premiers mois, de 10 à 15 grammes les sept mois suivants.

En résumé, un enfant pesant 3 kilos 250 à sa naissance pèsera à un an 9 kilos. L'importance de ces chiffres est très grande ; en effet, un enfant dont le poids reste stationnaire pendant plusieurs jours, ne se trouve pas dans des conditions de santé parfaites. C'est alors aux personnes intéressées qu'il appartient de recourir au médecin, car lui seul sera à même de rechercher les origines d'un état pathologique, auquel ses connaissances spéciales permettront d'apporter un remède.

L'ALLAITEMENT

L'allaitement, a dit Paul Lorain, est le complément de la gestation ; c'est là que se montre dans toute son activité, l'instinct de la maternité. Chez les animaux, l'action de contact entre la femelle et les petits a lieu par un effort mutuel ; dans l'espèce humaine, le nouveau-né est passif et l'activité tout entière est du côté de la mère. Ces paroles de Lorain sont aussi médicales que philosophiques ; elles sont, par conséquent, justes sous tous les points de vue. La mère, en effet, n'est poussée par rien à nourrir son enfant, même pas par un besoin physique, bien loin de là. C'est l'intelligence, le sens moral, mieux encore cette sensation si vague et si nette tout à la fois du devoir accompli qui la pousse à exécuter ce que la nature commande; chez elle, en un mot, l'intelligence fait ce que fait l'instinct chez les animaux.

Toute femme, à moins de circonstance exceptionnelle, a toujours du lait; cette sécrétion commence pendant la grossesse; elle est déjà très notable dès les premiers mois, mais elle ne devient considérable qu'après l'accouchement.

Trente-six à soixante heures après ce dernier, survient ce que l'on appelle à tort, à mon avis, la *fièvre de lait.* Je substitue pour mon compte à ce nom celui de *poussée lactée.* La fièvre de lait, en effet, est une véritable utopie, elle *n'existe pas* ou plutôt ne doit *pas exister.* Le lait *monte*, pour employer l'expression vulgaire, d'une façon physiologique sans entraîner le moindre accès de fièvre. Je n'hésite pas à affirmer que si la température s'élève à 39°, si le pouls atteint 90 ou 100 pulsations, il existe certainement une complication quelconque. L'art des accouchements a fait des progrès tels dans ces dernières années qu'il est reconnu que même après un accouchement laborieux, même au moment de la montée du lait, on ne doit pas observer la moindre fièvre, si toutes les *précautions antiseptiques* ont été prises.

L'enfant aussitôt au monde, peut être mis au sein. Certains médecins, très certainement peu au courant de la physiologie de l'enfance, conseillent d'attendre pour cela la fièvre de lait. C'est là une erreur très grande. Est-ce que le nouveau-né, même dès les premières heures après l'accouchement n'exécute pas des mouvements de succion? La nature est toujours un guide plus sûr que tous les conseils magistraux.

Allons plus loin: attendre la montée du lait est plus qu'une faute, n'est-ce pas attendre, que les seins se gonflent, durcissent, deviennent douloureux? Combien de jeunes femmes alors se rebutent de la plus belle fonction qui puisse jamais leur échoir. L'enfant, lui aussi, souffre, ayant à exécuter un travail au-dessus de ses forces.

Doit-on donner immédiatement après la naissance une boisson quelconque à l'enfant? Non, à mon avis. A moins, bien entendu, qu'à ce moment, il soit inanimé, comme cela n'arrive que trop souvent ; en ce cas, le devoir du médecin est de donner de petites boissons légèrement stimulantes.

Comment doit-on donner à téter à l'enfant ?

Dans les premiers temps, il n'exerce la succion que lentement ; il peut rester une demi-heure et plus au sein.

Je ne crois pas qu'il soit nécessaire dans les tétées de rationner l'enfant, comme le conseillent plusieurs de nos confrères.

Il est très mauvais d'offrir le sein à un enfant toutes les fois qu'il crie ; il suffit d'avoir eu près de soi un jeune nourrisson pour ne jamais se tromper, qu'on me pardonne le mot, sur le *cri de la faim*. Le petit être agite vivement ses membres supérieurs, il tourne alternativement sa tête de droite à gauche et de gauche à droite, semble chercher quelque chose ; il saisit avec avidité le doigt qu'on peut lui tendre.

J'établis en principe qu'il est nécessaire d'espacer le nombre des tétées. Celles-ci ne doivent être renouvelées que toutes les deux heures ; elles doivent également être moins fréquentes la nuit que le jour. Il est bon aussi que dans une meme tétée, l'enfant absorbe le lait des deux mamelles, nous n'avons pas besoin de dire pourquoi. La raison de cette affirmation est de nature toute physiologique. Les nourrissons qui s'endorment au sein, sans avoir tété, ont de mauvaises nourrices ; s'ils s'endorment après avoir tété abondamment, on peut être sûr *qu'ils profitent*. La régurgitation du lait est un phénomène de bon augure.

Quant à la quantité de lait indispensable à la constitution d'une bonne tétée, elle est peu variable ; je ne peux mieux faire que reproduire ici les paroles de Trousseau :

« Pour téter abondamment, j'entends que l'enfant prenne chaque fois qu'on le met au sein, de 60 à 80 grammes de lait. Si, fort et vigoureux, il n'en prend pas cette quantité, c'est que sa nourrice est mauvaise. Un enfant qui se nourrit bien, peut augmenter en poids de 300 grammes par semaine et même plus. Un enfant qui conserve pendant plusieurs semaines le même poids est bien près de dépérir ».

Nous venons de dire ce que c'est que l'allaitement *naturel*, c'est-à-dire par la mère ou la nourrice ; nous allons décrire maintenant les autres modes d'allaitement mis en usage : parlons tout d'abord de l'allaitement *mixte*.

Beaucoup de médecins, ne paraissent pas s'effrayer outre mesure de ce mot qui, pour moi, ne devrait être prononcé qu'avec une certaine circonspection. On a vu des hommes, comme Lorain, par exemple, qui ont été les premiers de leur temps, le défendre avec opiniâtreté ; comment s'étonner que l'on puisse rencontrer encore des praticiens qui n'hésitent pas à répondre par l'affirmative lorsqu'une mère les consulte à ce sujet pour un jeune nourrisson même de deux ou trois mois. L'allaitement mixte, ne consiste malheureusement pas toujours dans la simple adjonction au lait de la mère d'une certaine quantité de lait étranger, ce qui à la rigueur peut ne pas être mauvais ; trop souvent on ajoute de véritables aliments, des soupes, des pâtes, des farines, de la *bouillie*, etc... toutes choses qui sont plus que pernicieuses pour la santé de l'enfant.

Lorain disait que le lait de la mère ou de la nourrice n'était pas toujours suffisant ; à cela je répondrai : substituez à ce lait un autre lait, mais ne donnez pas un autre aliment.

On viendra m'objecter qu'à la campagne on pratique souvent l'allaitement mixte, dans les conditions mauvaises que je viens de citer, huit jours après la naissance, et que les enfants sont bien portants : c'est là certainement une grave erreur. On rencontre à la campagne de *gros* enfants, mais on ne rencontre que bien rarement de *beaux* enfants. Ils vivent certainement plus que dans les villes, c'est possible. L'air ici joue le principal rôle.

Dans les villes, les enfants naissent souvent affaiblis, 80 fois sur 100 héréditairement ; à père ou mère affaibli, enfant affaibli ; de plus, les questions d'hygiène à Paris, graves déjà pour l'adulte, sont terribles pour le nouveau-né. Prenons, un enfant de la classe riche qui tétera une nourrice sur lieux ; cet enfant vivra les trois quarts de son temps dans une chambre mal aérée, trop tapissée ; il prendra l'air dans l'un de nos squares grand tout au plus de quelques mètres carrés, ayant des maisons voisines pour toute verdure et un air vicié comme agrément. On comprend facilement que dans de pareilles conditions un enfant s'élèvera mal.

Voyons maintenant un enfant de la classe pauvre ; la

mère, employée dans une fabrique ou dans un atelier, ne pourra pas le nourrir elle-même ; que fera-t-elle ? Elle donnera d'abord un peu de lait à l'enfant au moyen du biberon, mais s'imaginant, bien à tort, que le lait seul n'est pas assez nourrissant, elle établira d'elle-même l'allaitement mixte. Elle donnera naturellement de la *bouillie*. Saucerotte a écrit sur cet aliment quelques lignes d'une véhémence très louable à mon sens ; je tiens à les reproduire ici :

« C'est un abus malheureusement trop accrédité de donner aux enfants de la bouillie ; ce sont les mères, à coup sûr, qui ont inventé ou du moins qui perpétuent l'usage de cette colle indigeste parce que l'estomac de ces malheureux petits êtres une fois gorgé, ils ont moins besoin du sein. Ces mères empruntées prétendent, faussement aussi, que la bouillie apaise les *tranchées*. Ce qui peut les fortifier dans ce préjugé, c'est que l'estomac de leurs nourrissons étant rempli de ce mets épais et indigeste, ils sont engourdis jusqu'après la digestion imparfaite de ce mauvais aliment. Mais lorsque cette espèce de stupeur est passée, ils annoncent par leurs cris le vice de leur digestion ».

Ces bouillies sont faites généralement avec de la farine de froment ou de la mie de pain desséchée; on donne quelquefois du tapioca, de la semoule, de la fécule, des pommes de terre pilées, du bouillon gras, etc., etc.

Pour me résumer, je suis fort peu partisan de l'adjonction au lait de la mère d'un lait étranger ; je rejette *d'une façon absolue* l'adjonction de soupes ou de bouillies.

Lorsque, pour une cause ou pour une autre, la mère ne peut pas nourrir, je préfère de beaucoup conseiller *l'allaitement artificiel*.

Il en existe trois modes principaux : l'allaitement *par les animaux*, généralement peu pratique, par le *petit pot* qui est très mauvais et enfin par le *biberon*. Ce dernier mode peut être parfait à la condition que son emploi soit conseillé par un médecin *très rigoureux* à des personnes *intelligentes*. Malgré quelques bons résultats donnés par ce mode d'alimentation, on ne devra le préconiser qu'avec la plus grande circonspection et quand l'on ne pourra pas faire autrement (1).

1. Voir pour plus de détails, *Dictionnaire de médecine et de chirurgie pratiques*, l'excellent article de Lorain.

LE SEVRAGE

A quelle époque et comment doit-on sevrer un enfant? Réclamer à ce sujet les conseils d'un médecin, est pour bien des parents un soin superflu ; c'est là une coupable négligence ; combien de maladies, en effet, surviennent à la suite d'un sevrage, ou prématuré, ou mal ordonné !

C'est pour obvier dans la force de nos moyens à ces graves dangers que nous publions ces quelques lignes.

Chez les enfants faibles, délicats, chétifs, malades, l'allaitement doit être prolongé aussi longtemps que possible, on ne devra jamais sevrer les enfants pendant une coqueluche, une rougeole ou tout autre maladie; d'une façon générale on peut dire que la durée de l'allaitement est de douze, quinze et même dix-huit mois ; on ne doit pas avoir de parti-pris à ce sujet, certains enfants forts, robustes, bien portants, dont l'appétit est en proportion de la santé, peuvent être sevrés beaucoup plus tôt. La dentition est certainement le guide le meilleur dans la question qui nous occupe. La nature dans sa sublime prévoyance, fait pousser les dents de l'enfant d'une façon lente. Les premières lui servent à peine pour mâcher les aliments, il faut donc attendre, et ceci vaut tous les volumes écrits, que l'enfant ait un certain nombre de dents. Les deux premières incisives inférieures sortent ensemble vers le septième ou huitième mois, les quatre supérieures vers le dixième, les premières molaires et les deux incisives latérales inférieures vers le douzième, et les canines du quinze au vingtième mois. Beaucoup d'auteurs, et je ne suis pas éloigné d'être du nombre, pensent qu'il faut sevrer les enfants seulement après l'apparition de ces canines, apparition toujours très douloureuse, et s'accompagnant de symptômes généraux quelquefois assez graves.

Un enfant doit être sevré entre douze et seize mois ; on choisira, pour ce moment, l'intervalle de temps qui sépare deux poussées dentaires ; dans tous les cas, le sevrage ne devra jamais être pratiqué d'une façon brusque, on habituera peu à peu l'enfant à prendre des aliments légers, demi-solides, des bouillies, des œufs, du bouillon, du pain, et même de la viande ; le lait, constituera toujours pendant ce temps la base de l'alimentation, on en diminuera progressivement la quantité, et le petit être sera sevré, d'une façon complète, sans pour ainsi dire s'en être aperçu, et surtout sans que son estomac ait souffert en quoi que cela soit.

L'enfant alors n'est plus un nourrisson, il entre, en effet dans la *deuxième enfance ;* jusque-là la tâche de la mère avait été aussi noble que difficile. A partir de ce moment, sa mission est faite tout entière de sagacité, de dévouement et d'abnégation, elle seule peut l'accomplir.

DEUXIÈME PARTIE

LE MUGUET

Les mères me sauront gré, j'en suis sûr, d'appeler aujourd'hui leur attention sur une maladie la plupart du temps fort mal connue.

Cette affection qui porte également les noms de *millet, blanchet, stomatite crémeuse, pultacée,* etc..., frappe surtout les enfants en bas-âge. Elle s'attaque d'une façon presque exclusive à ceux dont les conditions hygiéniques sont mauvaises.

Étudions d'abord le muguet chez le nouveau-né : Deux faits peuvent se présenter : ou bien le petit être est élevé au biberon ou il est élevé au sein. On ignore qu'un enfant élevé au biberon exige de la part de ses parents plus de peine, de travail, d'attention, de soins et, disons le mot, d'argent, qu'un enfant élevé au sein ; malgré cela, ne voyons-nous pas sur ce sujet régner en maîtresses, dans presque toutes les classes de la société, certaines idées aussi fausses que déplorables, idées qui ne suffisent pas à devenir des excuses pour celles qui, à peine mères, s'empressent à ne plus mériter ce titre, le plus beau certainement qui puisse exister au monde. Qu'on me pardonne cette digression ; elle a son importance dans la question que je traite en ce moment ; la principale cause de production du muguet n'est-elle pas le biberon ? Et cela, pourquoi ?

Ce triste instrument, aussi perfectionné qu'il soit, se compose, en effet, de quatre parties bien distinctes. Un récipient destiné à contenir le lait, un tube de verre auquel est adapté un deuxième tube en caoutchouc, le tout se terminant par une sorte d'ampoule. Au contact de tous ces appareils, le lait s'acidifie et, comme on en se sert le plus communément de lait de vache, qui est toujours ou trop fort ou trop faible, quand il ne contient pas des principes toxiques, les phénomènes digestifs et intestinaux ne tardent pas à apparaître. Que l'on ajoute à cela l'action nocive produite sur la bouche de l'enfant par l'ampoule de caoutchouc, et toutes les conditions nécessaires à l'éclosion du muguet se trouveront emplies.

La maladie peut, quoique plus rarement, se développer chez les nourrissons qui prennent le sein ; on peut dans ce cas être sûr que chez ces derniers les règles, non seulement de l'hygiène, mais encore de la propreté, ne sont pas observées dans toute leur rigueur.

Le muguet étant une maladie très certainement *contagieuse*, il est de toute évidence qu'il se développera surtout dans les crèches, les asiles, les réunions hospitalières, les écoles, etc.

La contagion peut être due à un simple contact : n'a-t-on pas vu une nourrice transmettre les germes morbides à un enfant après avoir donné le sein, quelque temps auparavant, à un nourrisson atteint de l'affection.

Nous ne parlons que pour mémoire du muguet de l'adulte, qui, tout en étant de la même nature que le précédent, n'est presque toujours qu'une manifestation terminale d'un état général grave : fièvre typhoïde, fièvre puerpérale, cachexies cancéreuses, débilité sénile, etc., etc.

La maladie s'annonce chez le nouveau-né par une gêne dans la succion, gêne à laquelle fait bientôt suite une véritable douleur. Le médecin, à ce moment, en examinant la bouche de l'enfant, s'aperçoit que sa couleur est d'un rouge vif, en même temps la salive de *réaction alcaline à l'état normal* devient *acide*. Ce point est d'une importance capitale.

Au bout de deux ou trois jours apparaissent ces points blancs, crémeux, que l'on a comparés à des *grains de millet* et que tout le monde connaît ou croit connaître. Débutant par la face supérieure de la langue, ils envahissent bientôt les bords, puis la face inférieure de cet organe; on peut les rencontrer sur la paroi buccale des joues; le pharynx même. On a signalé également le muguet de l'estomac, de l'intestin, de l'anus, etc...

La marche de la maladie est fort variable. Si elle se déclare chez un enfant bien portant, si surtout un traitement approprié est institué, elle guérira vite; si l'on a affaire, au contraire, à un enfant chétif, placé dans des conditions hygiéniques mauvaises, elle continuera son évolution, les symptômes gastro-intestinaux domineront la scène, et le petit malade mourra.

Le muguet est très certainement l'une des maladies sur lesquelles le médecin peut exercer son influence avec le plus de bonheur. N'est-il pas absolument prouvé aujourd'hui que le principe même du muguet n'est qu'un *cryptogame*, de la famille des *champignons*, qui ne peut se développer que dans un liquide acide.

C'est un médecin de Stockholm, Berg, qui l'entrevit pour la première fois en 1840. Depuis, des études nombreuses ont été faites sur ce sujet, mais c'est encore à un Français, Charles Robin, que l'on en doit la description la plus nette. C'est notre compatriote qui lui donna le nom d'*oidium albicans*, sous lequel il est accepté par les savants du monde entier.

Le traitement local se trouve naturellement basé sur ces connaissances. Rendre alcalin le liquide baignant les surfaces sur lesquelles se sont développées des plaques de muguet, tel est le premier devoir du médecin.

Cette condition sera obtenue par des badigeonnages fréquemment répétés de la bouche au moyen d'un pinceau préalablement trempé dans de l'eau de Vichy. On peut aussi se servir d'un collutoire boraté :

Glycérine pure	20 gr.
Amidon	āā 4 gr.
Borate de soude pulvérisé.	

F. S. A. (G. Sée.)

On ne devra jamais oublier que la maladie se développe presque toujours sur un terrain mauvais, par conséquent c'est sur ce terrain que l'action thérapeutique devra se porter en second lieu.

LA COQUELUCHE

Alarmante aussi bien par ses symptômes que par tous les phénomènes qui peuvent la compliquer, la coqueluche mérite en tous points les quelques lignes que nous lui consacrons.

C'est une maladie presque spéciale à l'enfance. Son maximum de fréquence est de un à cinq ans; elle n'épargne pas cependant d'une façon absolue les adolescents, les adultes et les vieillards. Disons en passant que les filles sont plus souvent atteintes que les garçons. En général, c'est plutôt aux sujets d'un tempérament lymphatique, à ceux dont l'appareil laryngo-bronchique s'enflamme facilement, qu'elle s'adresse surtout.

Cette affection se rencontre en toute saison, en été comme en hiver. Elle peut survenir sous forme de véritable épidémie. Les pays froids y seraient, plus sujets que les pays chauds; mais il n'en est pas moins vrai qu'en 1732 et 1733, elle a fait des ravages considérables à la Jamaïque et au Pérou.

Ce que nous tenons surtout à dire ici, c'est que, malgré toutes les théories émises (aussi bien pour que contre), la coqueluche est absolument contagieuse. Pas un médecin ne fera de contestation sur ce point ; les preuves à l'appui sont trop nombreuses. On l'a vue envahir tout un village, tout le quartier d'une ville, la contagion s'étendant d'une façon très nette à tous les individus en état de réceptivité ; comme toutes les maladies virulentes, elle ne frappe qu'une seule fois le même sujet, une première atteinte préservant d'une seconde.

La coqueluche comprend dans son évolution trois périodes bien distinctes.

C'est tout d'abord un simple rhume accompagné d'un peu de lassitude générale et de fièvre ; on croit à une simple bronchite. Cet état se prolonge pendant huit ou quinze jours (période catarrhale).

Bientôt la scène change, la toux prend un caractère tellement spécial, qu'il suffit de l'avoir entendue une seule fois pour ne jamais s'y tromper. Elle survient par accès, ceux-ci pouvant, dans les cas graves, se renouveler jusqu'à cent fois dans les vingt-quatre heures. L'accès de toux est constitué par une série de secousses convulsives se renouvelant jusqu'à ce que se produise une longue inspiration, sifflante, anxieuse, terrible, aussi bien pour les assistants que pour le petit malade dont la face devient rouge, turgescente, puis violacée, le pouls s'affaiblit en même temps que la sueur perle sur le visage... Toutes les quintes qui constituent l'*accès* ne prennent fin qu'au moment où l'enfant expectore des mucosités filantes analogues à du blanc d'œuf. La scène une fois terminée, le petit malade reprend ses jeux, son aspect général respire de nouveau la santé, il semble que tout soit conjuré...

Cette période, dite *convulsive*, est fort variable dans sa durée. M. Bouchut pense qu'elle est de 15 à 20 jours. Pour moi, ce chiffre est beaucoup trop faible. Elle peut s'élever jusqu'à 35, 40 et même 45 jours. C'est alors que la maladie entre dans sa période de *déclin*. La toux perd petit à petit son caractère convulsif, l'expectoration n'est plus la même et la convalescence arrive.

Comme on peut le voir, la coqueluche est une maladie longue ; bien des fois, elle entraîne à sa suite de graves complications, contre lesquelles le médecin se tiendra toujours en garde. Qu'il nous suffise de les citer ici :

Ce sont surtout des hémorrhagies nasales (dans l'épidémie de coqueluche qui désola la Suède en 1769, presque tous les malades furent atteints d'épistaxis), tantôt des crachements de sang, quelquefois même des ecchymoses sous-cutanées. Les convulsions, les hernies, les lésions des bronches et des poumons, en particulier la tuberculose, sont des accidents qui ont été observés.

Tel est, aussi résumé que possible, le tableau général de cette maladie.

Le premier devoir des parents, car c'est surtout pour

eux que nous écrivons ces lignes, sera d'éviter toute cause capable d'amener la moindre complication dans l'état de leur enfant. Isoler autant que possible le petit malade, le séparer des autres sujets de son âge, prendre autour de lui toutes les précautions hygiéniques usitées, etc.

Le médecin devra toujours donner ses soins dans la première et la seconde période. Lorsque la maladie arrive à son déclin, le changement d'air est peut-être le meilleur de tous les traitements ; mais il ne faudra jamais oublier que, pendant longtemps encore, la moindre émotion, le plus léger refroidissement, le plus petit écart de régime seront autant de causes pouvant entraîner avec elles le renouvellement des crises.

Pendant la première période, on devra surtout avoir recours à l'ipécacuanha.

On donne de trois en trois minutes à l'enfant une cuillerée à café de sirop d'ipécacuanha jusqu'à vomissement.

Ce vomitif sera renouvelé fréquemment (2 fois par semaine, par exemple).

Dans la deuxième période, on prescrira les antispasmodiques: sirop de belladone, bromure de potassium, etc... On a [illegible]me préconisé l'antipyrine, mais les observations sont [illegible]op peu nombreuses sur ce sujet pour que nous nous y étendions.

Dans la troisième période, la médication anticatarrhale doit être instituée ; mais comme nous l'avons dit tout à l'heure, c'est le changement d'air qui est le remède tout puissant.

LES OREILLONS

On désigne en France sous le nom général d'*oreillons*, une maladie endémique, épidémique et contagieuse, caractérisée par le gonflement aigu des régions parotidiennes.

Chaque pays a donné à cette affection un nom différent, c'est pourquoi elle est mal connue de bien des personnes. En Suisse, les oreillons portent le nom d'*ourles*.

Cette appellation leur est restée dans certaines contrées de notre pays. En Provence, on les distingue sous le nom de *gifles*. Toutes ces dénominations sont plus ou moins mauvaises. Pour notre compte, nous préférons de beaucoup la suivante : *fièvre oreillaire*, ces deux mots indiquant bien par leur réunion ce qu'est la maladie.

C'est parmi les maladies virulentes, l'une des plus anciennement étudiées. Il faudrait, en effet, remonter jusqu'à Hippocrate pour en avoir une première description.

Florence, de 1328 à 1752, est éprouvée par dix épidémies d'oreillons. En 1753, Bologne est prise à son tour ; en 1761, c'est l'Écosse (l'épidémie atteignit surtout les casernes) ; en 1763, on en signale de nombreux cas à Vire, en Normandie.

Brest, en 1812 ; Montpellier, 1848 ; Toulouse, en 1859, en subissent les atteintes.

Ces faits doivent être, d'une façon constante, présents à la mémoire de tout praticien soucieux des règles hygiéniques ; car, chaque jour, pour ainsi dire, il n'est pas un seul d'entre nous qui ne rencontre dans sa clientèle au moins un cas d'oreillons. Chaque fois, nous devrons prendre à l'égard de ces malades certaines précautions permettant qu'un cas isolé ne devienne pas un foyer de propagation.

La maladie s'annonce par un peu de courbature, de malaise, d'inappétence, quelquefois même un peu de fièvre. Cet état dure deux ou trois jours. C'est alors que se manifeste la tuméfaction des glandes parotidiennes. Ce gonflement débute audevant de l'oreille pour s'avancer du côté de la joue, et descendre même jusqu'à l'angle de la mâchoire. Le plus généralement, il n'envahit tout d'abord qu'un seul côté, le second n'est pris qu'au bout de douze ou vingt-quatre heures.

Dans les cas très graves, et ces derniers sont rares, l'enflure s'étend sous forme de mentonnière de l'un à l'autre côté de la mâchoire. Le bas du visage se trouve comme encadré par elle. Les malades prennent alors un aspect réellement effrayant. Ici un point est important à noter : pendant toute l'évolution de la maladie, la peau reste blanche ; elle est seulement plus luisante et plus tendue qu'à l'état normal.

En même temps, le patient éprouve pour mâcher ses aliments une gêne causée aussi bien par le gonflement de la région que par la suppression de la salive parotidienne. Fréquemment, il nous est donné d'observer certaines complications du côté des testicules chez l'homme et des ovaires chez la femme.

Les oreillons se terminent presque toujours par la guérison.

Affection bénigne en somme, la fièvre oreillaire atteint surtout les jeunes sujets de cinq à quinze ans. Après la vingtième année, la maladie est peu commune. Ici, cependant, nous ferons une réserve : souvent les épidémies s'étendent sur des casernes entières, les recrues se trouvant, en effet, dans les mêmes conditions que les enfants. Ceux d'entre ces conscrits qui n'ont pas été contaminés une première fois, offrent à l'éclosion des germes un terrain des plus propices.

Pour terminer, nous dirons que la maladie se propage habituellement de trois manières bien distinctes :

1° Elle peut n'être le fait que d'une simple contagion. Les oreillons, par exemple, frappant un enfant dans une famille, c'est presque l'exception si tous les autres enfants ne sont pas contaminés ;

2° Elle règne en vraie épidémie, et alors elle atteint, comme nous l'avons dit en commençant, soit un village, soit même une ville entière ;

3° Elle n'est qu'un simple accident, le froid et l'humidité jouant dans ce dernier cas, sinon le rôle principal, du moins un rôle fort important.

Les oreillons ne réclament qu'un traitement local assez anodin. Le principal soin du médecin sera de tenir son malade à l'abri du froid et de l'air humide, la moindre infraction à cette règle pouvant entraîner de graves complications. Autant que possible, il le tiendra isolé, car le pouvoir diffusif de la maladie est grand, et un seul cas peut être la cause d'une généralisation plus ou moins étendue.

L'OPHTHALMIE DES NOUVEAU-NÉS

L'une des maladies les plus redoutables qui puissent frapper la première enfance ! Intéressante par ce fait sous bien des côtés, elle est digne de la description, malheureusement trop rapide, que nous allons en faire.

L'ophthalmie purulente peut être congénitale ; en deux mots, le nouveau-né est déjà atteint de cette maladie lors de sa venue au monde. Ce sont, en général, des enfants chétifs, délicats, dont les parents ont été affaiblis par la vieillesse, les misères, les privations de toutes sortes. Si elle se développe après la naissance, elle tient surtout à de mauvaises conditions hygiéniques telles qu'une alimentation insuffisante, la malpropreté, le défaut de soins. Le froid et l'humidité jouent quelquefois dans son éclosion un rôle prépondérant. Dequevauviller a noté qu'à l'hospice des Enfants-Trouvés, l'ophthalmie frappait surtout ceux des enfants dont le petit lit était placé près d'une porte ou d'une fenêtre. Cunier cite encore comme cause fréquente le transport des nourrissons dans les églises froides pour la cérémonie du baptême. Sans nier l'existence de tous ces facteurs, qu'on nous permette, pour notre part, de ne les considérer que comme très secondaires.

Le principal moyen de production de l'ophthalmie, *c'est la contagion*. Insistons un instant sur ce point. Un enfant en venant au monde est déjà possesseur d'une conjonctivite purulente : que l'on examine consciencieusement la mère, et presque toujours on découvrira une lésion plus ou moins grave du domaine gynécologique. (vaginite blennorrhagique) Pour bien des chirurgiens, c'est de ce côté qu'il faut le plus souvent chercher le point de départ de la maladie. Entièrement contagieuse, la conjonctivite purulente peut se transmettre directement ou indirectement. Elle frappera, par exemple, toute une crèche, une école, une pension, une réunion quelconque d'enfants ; ceux-ci se trouvant en rapports continuels les uns avec les autres, offrent toutes les conditions nécessaires à une propagation rapide, que cette propagation ait lieu d'une façon directe au moyen des linges et des différents objets mis en usage, ou bien d'une façon indirecte par l'air ambiant.

Le pouvoir virulent du terrible mal est considérable ; les adultes sont loin d'y être réfractaires : malgré toutes les précautions prises le plus communément par les chirurgiens, beaucoup de ces derniers paient, par des suites graves pour eux, le dévouement et la conscience qu'ils ont apportés dans l'examen de leur malade. La moindre parcelle du liquide morbide, introduite *d'une manière quelconque* dans un œil sain, produit presque infailliblement une altération de cet œil. Il ne se passe malheureusement pas d'année où nous n'ayons, chez l'un de nous au moins, à déplorer un pareil accident.

C'est d'ordinaire vers le cinquième ou sixième jour après la naissance que débute l'ophthalmie purulente.

On observe tout d'abord un léger gonflement des paupières, en même temps qu'un liseré rouge sur le bord libre de ces dernières. La sécrétion des larmes est considérablement augmentée.

Cet état dure deux ou trois jours, alors que cette sécrétion dont nous venons de parler change de caractère ; elle devient peu à peu très nettement purulente, les paupières se gonflent de plus en plus, elles deviennent d'un rouge vif, les cils s'accolant entre-eux empêchent l'œil de s'ouvrir, desorte que le globe oculaire baigne complétement dans le pus. Lorsque l'on tente d'écarter les deux bords des paupières ainsi accolées, il est fréquent de voir le liquide morbide retenu par elles, faire irruption à l'extérieur avec une certaine force. C'est une cause de contagion très fréquente. Bon nombre d'entre nous en ont été les victimes.

Qu'à ce moment le petit malade subisse l'action d'un traitement intelligemment combiné, il guérira d'une façon presque certaine. Le médecin devra agir énergiquement ; qu'on attende seulement deux ou trois jours et il sera trop tard : la cornée se prendra, deviendra opaque, se perforera même, toutes les parties de l'œil se prendront, et cet organe sera irrémédiablement perdu. Notons que si toutes les précautions ne sont pas prises à ce sujet, la maladie n'ayant primitivement frappé qu'un œil, pourra consécutivement et par contagion envahir son congénère.

Les complications du côté des autres organes ne sont pas l'exception. Souvent les enfants sont emportés par l'entérite, le muguet, la pneumonie, les stomatites, la méningite, etc.

Quelle barrière opposer à un fléau qui à défaut de la mort entraîne presque inévitablement avec lui l'une des infirmités les plus graves que l'on puisse connaître, à savoir la cécité?

Les règles hygiéniques bien suivies en empêcheront seules les ravages :

1° Dans les crèches et les asiles, les yeux des enfants seront l'objet d'une surveillance journalière ;

2° Chaque enfant sera possesseur d'une éponge qui ne servira qu'à lui ;

3° Les berceaux placés près des portes ou des fenêtres seront seuls pourvus de rideaux ;

4° Tout nouveau-né atteint d'une ophthalmie *quelconque* (nous insistons sur ce mot à dessein), sera immédiatement isolé.

Quant au *traitement curatif*, il est de la plus haute importance, nous ne saurions trop nous appesantir sur lui. On pratiquera tout d'abord plusieurs fois par jour le nettoyage de la conjonctive au moyen *d'irrigations* faites, soit avec de l'eau froide, soit avec une solution *phéniquée* ou *salicylée* à 3 grammes pour 100.

L'application de compresses froides sur les yeux est une bonne méthode, mais le point capital du traitement consiste dans la *cautérisation*. On a vanté pour cela l'usage du crayon mitigé, pour mon compte, je le repousse absolument. Je préfère de beaucoup les cautérisations faites au moyen d'un petit pinceau trempé dans une solution de nitrate d'argent à 1 ou 2 pour 100.

Elles seront faites matin et soir.

Lorsque la conjonctivite n'existe que d'un seul côté, il est inutile d'ajouter que l'on fera tout son possible pour protéger l'œil sain. On y parviendra en appliquant sur celui-ci un bandage occlusif.

Traitée ainsi, la conjonctivite a bien des chances de guérison.

DIPHTÉRIE ET CROUP

On donne le nom de *diphtérie*, à une maladie infectieuse et contagieuse, caractérisée par la présence sur certaines muqueuses de fausses membranes.

La fausse membrane constituée dans son ensemble par de la fibrine et des jeunes cellules, se compose de plusieurs couches superposées les unes sur les autres ; la couche la plus superficielle contient différents microbes (micrococques, streptocoques, etc.) ; mais les véritables microbes pathogènes de la diphtérie n'existent que dans la couche moyenne. Ce *bacille*, qui a été entrevu d'abord par Klebs, et enfin bien décrit par Löfller, détermine la terrible maladie ; il est parfaitement inoculable ; en effet, déposé sur une partie dénudée de la muqueuse de la trachée, par exemple, il y déterminera la présence d'une fausse membrane. Inoculé sous la peau d'un cochon-d'Inde, il sera le point de départ d'un œdème local d'abord, secondairement d'une intoxication générale ; ce fait démontre suffisamment que la diphtérie est bien en premier lieu une maladie locale.

Il y a quatre grands moyens de propagation des microbes : l'*endémie*, l'*épidémie*, la *contagion* et l'*inoculation*.

Elle est réellement inoculable ; Picot et d'Espine ne parlent-ils pas de médecins qui s'étant piqués au doigt en faisant une trachéotomie, ont été pris plusieurs jours après, d'angine, de laryngite et de paralysie diphtéritiques.

Tout le monde peut être atteint par elle ; mais les enfants y sont tout particulièrement prédisposés.

Lorsque les fausses membranes n'occupent que le *pharynx*, on dit qu'il y a *angine diphtérique ;* lorsqu'au contraire elles descendent plus bas, et qu'elles envahissent le *larynx*, c'est à la *laryngite diphtérique* ou *croup* que l'on aura affaire.

Souvent c'est l'angine qui ouvre la marche, le croup n'en est dans ce cas que la conséquence à peu près fatale.

Un enfant, bien portant en apparence, se plaint dans le courant de la journée d'une légère difficulté pour avaler, il existe de l'abattement, le visage est pâle, les parents n'y prêtent tout d'abord qu'une attention médiocre; mais qu'à ce moment un médecin appelé, examine la gorge de l'enfant, il pourra déjà apercevoir sur les amygdales, une sorte de petite couche opaline, analogue en tout point à du blanc d'œuf à moitié cuit. Quelques heures plus tard, cette ou ces plaques sont devenues complètement blanches. Que l'on porte les doigts sur le cou de l'enfant, on s'apercevra qu'il y a un engorgement ganglionnaire très manifeste. Dans les formes ordinaires, tout en reste là ; l'enfant guérit au bout de deux ou trois semaines, restant néanmoins durant ce laps de temps exposé à toutes les conséquences de l'intoxication diphtérique (croup, paralysies diverses, etc.)

Dans les cas graves, qui malheureusement sont en majori té, les fausses membranes enlevées avec le plus grand soin, se reproduisent très rapidement, elles peuvent se propager aux fosses nasales, leur teinte devient de plus en plus foncée ; l'engorgement ganglionnaire s'accompagne de l'œdème du cou ; la déglutition est ainsi rendue à peu près impossible ; la face prend un aspect tout à fait caractéristique ; l'enfant alors succombe au milieu d'un état général adynamique.

La fièvre peut ne faire son apparition que dans les derniers temps de la maladie ; il est à remarquer, en effet, que dans la diphtérie, les symptômes fébriles sont des plus variables ; le plus communément, comme nous l'avons dit plus haut, le larynx se prend, et le petit patient meurt asphyxié.

Dans le *croup*, dit d'*emblée*, voici présenté aussi rapidement que possible le tableau des différents phénomènes : En faisant parler leur enfant, les parents remarquent que ce dernier est un peu enroué (*raucité de la voix*). On croit à un simple rhume ; cet état persiste pendant deux ou trois jours ; quelquefois sept ou huit heures sont suffisantes pour que les accès de suffocation se déclarent. Ceux-ci sont semblables à ceux du *faux croup* (*voir page* 110 et suivantes), ils peuvent manquer, mais presque toujours la *dypsnée* est des plus nettes, l'*inspiration* est sifflante d'abord, anxieuse ensuite ; l'*expiration* à son tour devient difficile ; le petit malade fait des efforts désespérés pour pouvoir absorber un peu d'air ; il existe du *tirage* (dépression du creux hypogastrique et inflexion des fausses côtes) ; si l'on ausculte la poitrine, on constate une diminution considérable du murmure vésiculaire ; au larynx, au contraire, on perçoit le bruit dit de *drapeau* (déplacement des fausses membranes par la colonne d'air). La fièvre ne dépasse guère 38 à 39°.

La troisième période peut se résumer tout entière dans ce simple mot, l'*asphyxie*.

Dans cette période, le visage est pâle, d'un blanc légèrement bleuâtre, les lèvres sont violacées, les accès de dypsnée se rapprochent ; ce sont eux qui tirent pour quelques instants seulement le petit malade de son coma, précurseur d'une mort prochaine (cinq à huit jours après le début des accidents.)

Nous ne parlons pas ici des diverses complications qui peuvent venir hâter le dénouement, c'est ainsi que la diphtérie des bronches (bronchite diphtérique) concourt à compromettre à peu près constamment le succès de la *trachéotomie*.

Nous passerons également sous silence les complications qui peuvent se déclarer du côté du cœur, de la peau, du rein, etc. Signalons néanmoins ce fait que dans les formes légères, lorsque le malade est prêt de guérir, on voit très souvent survenir diverses paralysies (voile du palais, etc.).

On comprend combien la maladie est grave, puisque la mortalité est en moyenne de 90 pour 100.

On peut même dire que la guérison est un fait exceptionnel.

J'aurais voulu insister davantage sur ce chapitre, mais ce n'est qu'une simple esquisse que nous présentons au public, elle n'a qu'un mérite, c'est celui d'être en rapport avec le cadre de ce livre.

TRAITEMENT LOCAL

Angine diphtérique. — Le traitement local est fort bien exposé dans l'ouvrage de MM. Picot et d'Espine : ces deux auteurs conseillent des irrigations répétées par la bouche ou par les fosses nasales avec une solution d'acide salicylique à deux pour mille, ces irrigations peuvent être faites avec l'irrigateur Eguisier.

Les badigeonnages avec du jus de citron peuvent également détruire le bacille.

On devra se garder d'employer certains liquides corrosifs tels que le perchlorure de fer et l'acide phénique. Ce dernier corps en solution à 2 pour 100 tue le bacille, mais il risque fort de produire des ulcérations qui seraient une porte nouvelle ouverte aux germes préexistants.

Croup. — On prescrira des vomitifs fréquents: poudre ou sirop d'ipécacuanha suivant l'âge de l'enfant; les inhalations de vapeur d'eau sont utiles contre la dyspnée; lorsque l'asphyxie survient, on doit avoir recours aux inhalations d'oxygène.

TRAITEMENT GÉNÉRAL

Dans ces deux maladies, l'on ne saurait jamais trop s'occuper de l'état général. L'alcool doit être administré sous toutes ses formes. (Grogs au rhum, au cognac, lavements de vin, etc.). Le quinquina, la viande crue, le jus de viande, le bouillon concentré, les préparations ferrugineuses sont autant d'agents qui doivent être mis à contribution.

LE FAUX CROUP

Parmi les affections dont peuvent être atteints les jeunes enfants, il en est une qui, par sa spontanéité, par ses symptômes aussi subits que terrifiants, est d'un grand intérêt.

Cette maladie est connue scientifiquement sous le nom de *laryngite striduleuse ;* on la confondit longtemps avec le véritable croup. Ce fut Millar qui, en 1769, la sépara nettement de ce dernier. Mais il faut arriver à Guersant et à Bretonneau pour en trouver une étude réellement complète. C'est le premier de ces auteurs qui lui donna le nom de *faux croup*, le second l'appela *angine striduleuse*. Passons d'ailleurs rapidement sur ces détails historiques et arrivons au plus vite à la description de l'attaque.

Un enfant de deux à cinq ans (c'est à cet âge que l'affection est de beaucoup la plus commune), qui s'est couché la veille sans la moindre indisposition, se réveille tout à coup au milieu de la nuit dans un état véritablement alarmant. L'oppression est extrême, la respiration est presque impossible, elle est haletante, entrecoupée. Chaque fois que le petit malade essaie de *prendre un peu d'air*, il se produit un sifflement pénible à entendre, sifflement qui a fait donner à la maladie le nom qu'elle porte ; la voix, éteinte pendant les accès, devient rauque quand l'intensité de ceux-ci diminue. Le malheureux petit être exécute des mouvements désespérés pour pouvoir respirer, son visage devient rouge, puis bleuâtre et turgescent, etc. Comme l'a dit Trousseau, qui a fait de cette maladie une description *parfaite*, description qui, sous un autre point de vue, est l'un des plus beaux morceaux littéraires que l'on puisse avoir sous les yeux : *Il y a là en vérité de quoi jeter la terreur dans l'esprit d'une famille et effrayer même les médecins.*

La scène se prolonge pendant une heure, deux heures, quelquefois davantage ; les personnes qui entourent l'enfant ont perdu tout espoir quand, sans cause aucune, la respiration devient plus facile, le sifflement laryngé diminue ; à la surexcitation nerveuse d'il y a un instant succède un calme relatif, la peau se couvre de sueur et l'enfant s'endort. Le matin, au réveil, la toux a presque perdu le caractère *croupal*, la respiration est redevenue à peu près régulière ; la voix a repris son timbre habituel.

Les choses peuvent en rester là : Pas toujours cependant ; il nous est en effet permis de voir les crises se renouveler plusieurs nuits de suite, les journées restant bonnes. Quoi qu'il en soit, il est à remarquer que ces crises diminuent peu à peu d'intensité, pour disparaître d'une façon complète au bout de quelques jours.

Tel est, résumé aussi brièvement que possible, le drame pathologique auquel nous ne sommes que trop souvent forcés d'assister.

Parfois la laryngite striduleuse éclate au milieu de l'une des fièvres éruptives qui frappent les jeunes enfants ; le tempérament nerveux de ces derniers y prédispose alors d'une façon toute spéciale.

Le faux croup ne se termine pas toujours d'une façon aussi heureuse que nous venons de le dire ; en effet, les attaques par leur renouvellement peuvent devenir l'origine de lésions pulmonaires presque toujours fort graves. Citons au premier rang de celles-ci la pneumonie capillaire qui fait déjà par elle-même tant de victimes chez les enfants.

Je ne parlerai point ici des phénomènes qui permettent au médecin de différencier le croup du faux croup ; je sortirais de mon rôle. Il est un fait cependant que tous les praticiens doivent avoir toujours présent à la mémoire, c'est que dans bien des cas, cette maladie purement nerveuse, s'accompagne souvent de véritables lésions laryngées entraînant avec elles des troubles que lui seul sera en mesure de faire cesser.

Le faux croup guérit presque toujours seul ; Graves a conseillé d'exécuter sous le menton et au devant du cou de légères frictions avec de l'eau aussi chaude que possible. Trousseau était très partisan de ce procédé.

On se trouve également bien de l'emploi des vomitifs, des calmants, des antispasmodiques, etc... Mais, je m'adresse ici de toutes mes forces aux chefs de famille, qu'ils ne tardent jamais à faire appeler un médecin. Car bien souvent le gonflement du larynx marche si vite, entraînant à sa suite une asphyxie si rapide, que le médecin arrive trop tard pour pratiquer la seule opération qui quelques minutes plus tôt eût sauvé le petit être, *la trachéotomie.*

TUBERCULOSES INFANTILES

1°
MÉNINGITE TUBERCULEUSE

L'une des plus graves parmi toutes les maladies de l'enfance.

Son maximum de fréquence est de trois à cinq ans.

On l'observe cependant dès l'âge de deux ans. Un enfant bien portant en apparence, maigrit depuis quelque temps d'une façon plus ou moins sensible ; son appétit est capricieux, son caractère change, de gai qu'il était auparavant, l'enfant devient triste, sombre : il se plaint de maux de tête ; le sommeil est agité. Cet état peut se prolonger pendant quinze jours, un mois, trois mois et même davantage. On n'y fait pas tout d'abord attention ; car on met généralement sur le compte de la croissance, ces différents accidents.

Quand tout à coup la céphalalgie augmente d'intensité, quelques nausées surviennent, bientôt ce sont des vomissements vrais. La constipation est alors opiniâtre, il existe de la fièvre, le ventre est légèrement douloureux à la pression, ce sont là tous les troubles de la *première période* dont la durée est de huit jours environ.

La *seconde* est caractérisée par une excitation cérébrale violente, se traduisant par du délire nocturne ; par des cris perçants (cris *hydrencéphaliques*). Si à ce moment on examine le petit malade, on ne peut guère se tromper sur la nature de son état. Il est pelotonné dans son lit, plongé dans une demi-somnolence, à peine répond-il aux questions qu'on lui pose. Si on lui tâte le pouls, on constate le ralentissement et l'irrégularité de celui-ci. Le ventre est rétracté (*ventre en bateau*).

En traçant avec l'ongle sur l'abdomen des lignes quelconques, on voit les traces ainsi formées, persister assez longtemps. Ce sont *les taches méningitiques* de Trousseau.

Alors apparaissent sur le visage des rougeurs subites et fugaces. Il n'est pas rare non plus de voir survenir du délire, des grincements de dents et différents troubles nerveux qui seront beaucoup plus accentués dans la *troisième période* qui s'annonce par une élévation considérable de la température (40° environ). Le pouls qui était ralenti, augmente maintenant de fréquence; l'assoupissement n'est interrompu que par de véritables convulsions ; les pupilles sont inégales, les yeux à demi-ouverts ; il existe un peu de strabisme ; le corps et la face sont tous deux agités de mouvements spasmodiques. La mort qui arrive vers la troisième semaine met seule fin à tous ces phénomènes.

Nous venons de décrire, inutile de le faire remarquer, la forme *type*, que l'on rencontre le plus communément. Il en existe plusieurs autres, nous n'en parlerons pas, car elles sont surtout intéressantes au point du diagnostic, et par conséquent s'adressent surtout aux praticiens.

La *méningite tuberculeuse*, comme son nom l'indique, n'est qu'une des formes de la tuberculose ; c'est assez dire que la transmission héréditaire est des plus fréquentes.

Tout effort intellectuel violent chez un sujet prédisposé, pourra faire éclater la maladie.

Le traitement est surtout préventif. On devra tout d'abord chez les enfants malingres, chétifs, dont les parents ont présenté des manifestations bacillaires, prendre soin de développer les forces physiques ; supprimer presque entièrement les travaux intellectuels ; les cheveux seront coupés courts ; les préparations iodurées, les bains de mer en été, l'huile de foie de morue en hiver, sont des moyens réellement utiles.

Quant au traitement curatif, il est nul ou à peu près.

On fera tout d'abord raser le cuir chevelu : des onctions avec l'onguent mercuriel simple ont quelquefois rendu des services : il en est de même des vésicatoires volants appliqués au niveau de la nuque.

Dans les cas ou l'excitation cérébrale est violente, la glace sur la tête est indiquée ainsi que les préparations calmantes; contre le collapsus l'alcool à doses fractionnées.

2°

COXALGIE

Un enfant paraissant jouir d'une excellente santé, traîne depuis quelque temps la jambe; les parents n'y font aucune attention, s'imaginant volontiers qu'un simple tic en est la cause ; on gronde l'enfant afin de l'en déshabituer, mais comme les choses persistent pendant de longs mois, on change d'avis; et on finit *quelquefois* par le conduire chez un médecin. Invariablement, voici comment débute l'entretien : « Docteur, mon bébé boîte un peu depuis qu'il est tombé ». Les parents rattachant toujours cette boiterie à une chute, à un coup. Sans plus tarder, on fait étendre le petit malade sur un lit, on s'aperçoit que les mouvements de flexion de la cuisse sur le bassin occasionnent une certaine douleur qui s'accentue beaucoup, si l'on presse plus ou moins fortement sur le grand trochanter. Que l'on ramène la cuisse en dehors, et l'on constate que le mouvement d'*abduction* est incomplet : Interrogeons l'enfant ; il nous répondra qu'il souffre à cet endroit à certains moments de la journée ; la région d'ailleurs présente déjà un certain degré de gonflement.

Remettons le jeune sujet debout et prions-le de marcher, nous voyons immédiatement que la pointe du pied est légèrement ramenée *en dedans ;* le talon est relevé, tout le membre malade se trouve dans le mouvement dit *d'adduction* et de *rotation en dedans.*

Ce membre, s'il est diminué dans sa longueur (ce que permet de voir la mensuration) l'est aussi dans son volume, son atrophie est manifeste.

Faisons cependant une restriction qui a son importance, à propos de la diminution de longueur : celle-ci peut n'être qu'apparente, elle n'est produite alors que par l'élévation de l'os iliaque correspondant. Tous ces symptômes augmentent petit à petit et si l'on *n'oblige pas l'enfant à rester absolument étendu*, et cela pendant un temps fort long, d'autres phénomènes vont se produire : La santé générale s'altère, l'enfant maigrit, pâlit, le fémur abandonne la cavité cotyloïdienne, etc. des abcès froids, d'un volume quelquefois considérable, sont la conséquence de la lésion articulaire, ceux-ci peuvent s'ouvrir spontanément, il est préférable néanmoins pour bien des raisons qu'une intervention chirurgicale ait lieu. Ils sont toujours, quoi qu'il arrive, l'origine de fistules à peu près intarissables.

L'enfant continue de s'étioler, les poumons se prennent, et la mort arrive, soit à la suite de l'épuisement général, de la pyœmie, d'une dégénérescence amyloïde du rein, etc.

La guérison cependant est possible, mais elle n'est obtenue qu'au prix d'une ankylose.

La maladie est longue (plusieurs années) ; il est d'autre part prouvé aujourd'hui, que la coxalgie n'est qu'une manifestation locale de la *tuberculose ;* c'est assez dire que le traitement devra être dirigé aussi bien contre l'infection bacillaire que contre la lésion.

Au point de vue du traitement local, il n'y a qu'une conduite à faire tenir, c'est l'*immobilité*. L'enfant doit rester *étendu*, non pas pendant des semaines, mais *pendant de longs mois*.

Un appareil inamovible peut rendre évidemment de grands services, en agissant en même temps comme moyen de contention et comme moyen de redressement ; mais encore une fois, et c'est par là que nous terminerons, pour que la *coxo-tuberculose* guérisse, même au prix de l'ankylose, il faut qu'elle soit traitée vite, et dès ses débuts, c'est pourquoi nous ne saurions trop conseiller aux parents de prêter l'attention la plus sérieuse sur la plus légère claudication de leur enfant.

La gravité des cas est en raison directe du retard apporté à leur traitement.

3°

MAL DE POTT

C'est avec intention que je place *le mal de Pott* à côté de la *coxalgie ;* en effet, nous venons de voir la tuberculose affecter la hanche, nous allons la voir maintenant affecter le rachis ; nous ne dirons qu'un mot de cette maladie dont la fréquence est extrême, elle se traduit par une gibbosité qui apparaît, soit lentement, soit brusquement.

Les débuts passent inaperçus.

Combien de fois, dans les hôpitaux d'enfants, n'avons-nous pas vu des parents nous amener leur bébé, parce que celui-ci éprouvait depuis quelque temps une certaine faiblesse des membres inférieurs, faiblesse pouvant aller jusqu'à une véritable paralysie.

Si l'on prend soin de faire coucher le jeune malade sur le ventre, on aperçoit la gibbosité dont nous venons de parler, et qui est à peu près constamment restée méconnue.

Si le sujet est d'âge à être interrogé, il se plaint de douleurs en ceinture, soit d'une douleur locale assez intense, *douleur* qui est exagérée par la pression, la station debout, les mouvements, etc.

Si, à ce moment, on ne fait pas étendre pendant de *longs mois*, le malade, les choses se passeront comme pour la *coxalgie*, c'est-à-dire qu'il se produira de vastes abcès par congestion; la mort sera la terminaison à peu près infaillible ; cependant, grâce à l'immobilité, on peut obtenir une véritable ankylose, en même temps que la résorption des abcès froids. Cette dernière est néanmoins d'une extrême rareté.

Le traitement général est de la plus haute importance : L'huile de foie de morue, des préparations iodées seront utilement employées. Mais un séjour au bord de la mer est un adjuvant de premier ordre.

4°

CARREAU

Le *carreau*, sur lequel nous n'insisterons que pour être complet, est un nom assez bizarre, donné à l'infiltration tuberculeuse des ganglions mésentériques chez l'enfant. Ce mot était destiné autrefois, très probablement, à rappeler la dureté du ventre qui est très prononcé dans cette maladie. Son début est des plus obscurs : Un jeune sujet de tempérament lymphatique, maigrit, pâlit, le ventre prend des développements démesurés, en même temps que les membres et le tronc diminuent de volume ; il existe de la diarrhée. A la palpation, on perçoit la présence de tumeurs dures d'un volume variable ; plus tard, ces moyens de diagnostic manquent, en effet, la cavité péritonéale se remplit plus ou moins de liquide (*ascite*). Presque toujours la tuberculisation des organes voisins, par les symptômes qui lui sont propres, rend tout au moins très obscur le tableau clinique que nous essayons de tracer.

Le carreau néanmoins n'est pas absolument incurable ; comme dans toutes les tuberculoses, il y a là un gros point d'interrogation.

Un traitement énergique et bien compris peut quelquefois tout entraver. Localement il y a fort peu de chose à faire.

Le traitement général est tout. A l'intérieur, on prescrira l'huile de foie de morue, le sirop d'iodure de fer, le sirop antiscorbutique, l'iodure de potassium, etc.

Les bains salés et surtout les bains de mer sont à peu près indispensables.

VERS INTESTINAUX

Deux sortes de vers peuvent être observés dans l'intestin de l'enfant.

L'ascaride *lombricoïde* et l'*oxyure vermiculaire*.

L'*Ascaride* est un ver dont le mâle mesure de quinze à dix-sept centimètres ; la femelle de vingt à vingt-cinq centimètres ; celle-ci pond annuellement soixante millions d'œufs qui ne se développent qu'après avoir été expulsés du corps de l'enfant.

Ils sont surtout introduits dans le corps humain *par l'eau ;* le filtrage est suffisant pour les arrêter au passage, c'est ce qui explique pourquoi les accidents qu'ils déterminent sont moins communs dans les villes que dans les campagnes.

En moyenne, l'intestin n'en contient que six ou huit, quelquefois bien davantage. Un jeune enfant de douze ans, si l'on en croit Fauconnot Dufresne, en aurait rendu cinq mille en trois ans.

On a mis, au point de vue symptomatique, sur le compte des vers bien des phénomènes qui sont loin de se rattacher à la présence de celui-ci dans l'intestin : Démangeaisons au niveau de l'ombilic, dilatation des pupilles, coloration bleuâtre des paupières, démangeaisons du nez, boulimie, toux sèche, etc. Tout ceci est plus ou moins faux, les manifestations se bornant tout au plus à quelques troubles digestifs, le seul signe de certitude de leur présence est leur expulsion, soit par l'anus, soit par la bouche ; dans les selles, ils sont parfaitement reconnaissables au microscope.

Les *Oxyures* sont des vers beaucoup plus petits que les précédents : le mâle est long de deux à trois millimètres. La femelle de neuf à dix.

Leur siége de prédilection est le rectum. Le soir, ils sortent de l'anus, et se répandent sur les parties les plus voisines. Leur nourriture est constituée par des matières fécales. Leur présence se révèle par un prurit violent au niveau de la région anale. L'enfant se gratte à chaque instant, surtout en se couchant.

Lorsque l'on examine la muqueuse du sphincter, on la trouve rouge, légèrement sanguinolente. Les selles, doivent être étudiées avec soin ; on y trouve, en effet, soit des œufs, soit des vers. Chez les petites filles, allant quelquefois jusqu'aux parties génitales, ils déterminent un prurit qui peut devenir l'origine d'habitudes funestes.

TRAITEMENT DES ASCARIDES

Le meilleur de tous les médicaments est la santonine. Cinq centigrammes au plus pour les enfants au-dessous de deux ans.

Dix centigrammes au-dessus de cinq ans.

On peut la faire absorber en biscuits.

Santonine pure	0 gr. 05 centigrammes
Pâte	Q. s.

Mêlez

Pour un biscuit.

De 1 à 3 suivant l'âge. (Pour les enfants au-dessus de 5 ans.)

Les tablettes de santonine du codex contiennent 0 gr. 01 centigramme du principe actif.

Pour *les Oxyures*, le traitement est surtout local.

Frictions au niveau de l'anus, avec de l'onguent mercuriel simple, lavements froids, et légers purgatifs, fréquemment répétés.

CHOLÉRA INFANTILE

On a dit, écrit que la diphtérie, que le croup, pour prononcer ce nom, était le plus terrible ennemi des mères de famille ; oh, certes non, je n'hésite pas à énoncer ici que le *choléra infantile*, l'entérite cholériforme, est la plus redoutable des maladies de la première enfance.

Dans la diphtérie, on a le temps d'examiner le malade, on a le temps d'étudier le progrès du mal et de lutter contre lui ; mais ici rien de tout cela : l'enfant, le plus beau, le mieux portant, le mieux *soigné*, peut être enlevé en douze ou vingt-quatre heures, quoiqu'on fasse, malgré tous les soins qui peuvent lui être apportés.

Voici en deux mots comment les choses se passent : La maman est tout étonnée, le matin en embrassant son bébé, de voir que celui-ci a les yeux un peu cernés, le visage est un peu pâle, malgré cela, il continue de téter. Au bout de quelques heures, on remarque qu'il vomit le lait qu'il vient de prendre, il existe de la *diarrhée;* celle-ci est absolument caractéristique: ce n'est pas la diarrhée verte de l'entérite chronique des enfants mal soignés; ce n'est pas non plus cette diarrhée jaunâtre qui s'arrête facilement par un traitement approprié; c'est une diarrhée, répétons-le, absolument spéciale. L'enfant rend son lait *tel qu'il l'a pris* (grumeaux dissous dans un peu d'eau presque transparente) et c'est tout.

Il peut aussi avoir en quelques minutes plusieurs selles. Pendant ce temps la température s'abaisse, le ventre se rétracte comme dans le choléra; et comme dans cette dernière affection, l'enfant ne demande qu'à reprendre et à boire son lait. La soif, en effet, est des plus vives, chaque tétée est suivie de cris perçants que je n'ai rencontrés que dans cette affection. Le corps se couvre de sueur froide, la maigreur du visage devient de plus en plus prononcée. En douze ou quatorze heures, l'enfant le plus robuste peut être enlevé, je le dis bien haut, sans qu'il y ait un seul agent au monde capable de lutter contre cet épouvantable fléau.

Je me suis contenté, comme on vient de le voir, d'en faire un tableau aussi court que possible. Il tue chaque année plusieurs milliers d'enfants, et j'avoue franchement que la diphtérie n'est qu'un jeu auprès de ce terrible mal.

MM. Picot et d'Espine, déjà cités, et dont l'autorité fait loi dans les maladies de l'enfance, préconisent dans les cas graves la formule suivante :

Elixir parégorique (codex)	X gouttes.
Sucre de lait	āā 5 gr.
Alcool de mélisse. . . .	
Acide lactique	1 à 2 gr.
Infusion de thé.	100 gr.

Par cuillerées à café toutes les demi-heures jusqu'à effet (à surveiller) pour un enfant de 6 à 14 mois.

L'alcool (sous forme de vieux cognac ou de rhum mélangé à un peu de thé ou de café) est un agent de premier ordre. On tâchera de réchauffer le petit malade au moyen de frictions énergiques, de sinapismes; on l'entourera de couvertures chaudes, etc.

LA DIARRHÉE VERTE

Nous avons prononcé dans l'article précédent le mot de *diarrhée verte*, il est bon de nous expliquer à ce sujet : On doit tout d'abord ériger en véritable principe ce fait que tout enfant qui *fait jaune* est bien portant ; tandis que celui qui *fait vert* est malade, la couleur des selles étant pour ainsi dire le thermomètre de la santé de l'enfant ; or, bien souvent, les parents ne portent qu'une médiocre attention à cela ; ils s'imaginent volontiers que les choses doivent se passer ainsi.

Il n'en est rien. La *diarrhée verte* n'est que le résultat d'une mauvaise alimentation. Combien de fois, n'avons-nous pas été appelé par une mère qui nous accueillait par ces mots : « Docteur, je ne sais ce qu'a mon enfant ; il maigrit, il ne dort pas, il crie, il vomit, son ventre est gros ».

Nous lui demandons si les fonctions intestinales se font bien? Elle nous répond par l'affirmative et nous montre à l'appui de son dire les langes du bébé. Ceux-ci sont souillés par des taches verdâtres? Cette variété de diarrhée a en effet été comparée à de *l'eau d'épinards*. La maman est fort étonnée quand nous lui disons que les excrétions de son enfant sont pathologiques ; il a toujours été comme cela, nous dit-elle; c'est pour lutter contre une telle ignorance que nous écrivons ces quelques lignes.

Le biberon, le mauvais lait, une alimentation solide prématurée: les soupes, les bouillies, les farines, les pâtes; les soins incomplets ; en résumé toutes les mauvaises conditions hygiéniques, telles sont les circonstances qui entrent en jeu pour produire cette diarrhée verte qui tue dans les villes comme dans les campagnes tant de petits malheureux.

Avons-nous besoin maintenant de parler du traitement. Supprimez la cause vous supprimerez l'effet. Une bonne nourrice par exemple vaudra tous les médicaments. Quand, malgré cela, l'amélioration ne se produit pas, on pourra se servir des formules suivantes :

	Acide lactique.	2 grammes.
(Hayem)	Sirop de sucre	100 grammes.
	Essence de citron	Q. s

De 6 à 8 cuillerées à café dans les vingt-quatre heures.

ou bien

	Cognac	2 à 5 grammes.
	Créosote	1 centigramme.
(Demme)	Gomme de goudron	1 à 5 grammes.
	Eau distillée.	50 grammes.

A donner toutes les 24 heures entre les tétées.

CHAPITRE VII

MALADIES DE L'APPAREIL RESPIRATOIRE

Le choix à faire parmi toutes les maladies qui peuvent frapper les voies respiratoires, soit à leur entrée (*fosses nasales, larynx, trachée, bronches* ou enfin *poumons*), soit dans leurs parties les plus profondes, étant peu facile, vu le nombre considérable de ces affections, nous avons dû forcément nous limiter aux plus simples, par conséquent aux plus pratiques; c'est de notre plein gré que nous n'avons pas donné place ici à la pathologie pulmonaire proprement dite; pour établir un diagnostic précis, par suite pour instituer un traitement réellement curatif, il faut avoir recours à la *palpation*, à la *percussion*, et à *l'auscultation*. Pour l'une des maladies les plus communes qui puisse affecter cet organe, la *phthisie*, nous sommes encore obligés de nous servir d'un autre moyen : l'*examen microscopique*. On sait, en effet, que la tuberculose n'est que le résultat d'une infection bacillaire. On voit combien la recherche de ce microbe est importante. C'est la présence de ce dernier dans les crachats qui viendra corroborer d'une façon certaine les signes fournis par l'examen direct de la poitrine.

L'ÉPISTAXIS

Je me propose de décrire dans ma causerie d'aujourd'hui une affection qui, bien que très simple en apparence, offre néanmoins des côtés fort intéressants à connaître. Les origines de cet accident sont, en effet, multiples. Ce qui revient à dire que l'*épistaxis* (vulgairement appelée *saignement de nez*), sera grave ou bénigne selon la cause qui l'aura produite.

Le saignement de nez peut survenir à la suite d'un coup porté sur cet organe, quelquefois d'une chute sur la tête; il est alors presque toujours le signe d'une fracture de la base du crâne. Certaines tumeurs des fosses nasales s'accompagnent également de ce phénomène. Au premier rang de ces tumeurs, on doit ranger les polypes de la muqueuse pituitaire, polypes que l'on rencontre très fréquemment.

Je ne citerai que pour mémoire les épistaxis dites *supplémentaires;* un flux menstruel ou un flux hémorrhoïdal sont quelquefois remplacés par un saignement de nez ; mais les travaux intellectuels excessifs, le séjour prolongé dans un endroit trop chaud, les excès de table, le coryza, en sont les causes les plus communes; les sujets pléthoriques y sont tout particulièrement prédisposés. Mais, il faut bien le dire, il existe des individus chez lesquels l'hémorrhagie se produit sans cause aucune, pour le motif le plus futile, sans que l'on puisse donner du fait une explication quelconque.

On l'observe quelquefois dans les maladies du cœur, du foie, des reins. Elle est l'un des premiers symptômes de la fièvre typhoïde. Ce dernier est bien loin d'être aussi constant qu'on le croyait autrefois.

Lorsqu'elle se produit chez les enfants au début d'une rougeole ou d'une variole, sa signification est peu grave, mais survenant pendant la période éruptive, elle indique presque toujours une terminaison fâcheuse.

Nous mentionnerons en terminant l'énumération des causes, les affections graves, telles que le typhus, la peste, la fièvre jaune, le scorbut, le purpura, l'anémie, etc., maladies dans lesquelles l'épistaxis est pour ainsi dire la règle.

L'hémorrhagie est tantôt précédée de phénomènes prodromiques, tantôt elle apparaît d'emblée. Dans le premier cas, ce sont des pesanteurs ou des douleurs de tête, des éblouissements, des vertiges, un sentiment de cuisson au niveau des fosses nasales, etc., mais le plus communément, ces phénomènes précurseurs manquent.

Quoi qu'il en soit, l'écoulement du sang se fait par les deux narines ou par une seule, ce qui est le plus fréquent. Le sang, d'une façon générale, sort par l'orifice antérieur. Selon l'abondance du liquide, l'écoulement se produit en nappe ou bien goutte à goutte.

Si le sang s'écoule par l'orifice postérieur des fosses

nasales ; il tombe dans le pharynx dont il est rejeté par *expulsion*, à moins qu'il ne parvienne directement dans la bouche ; quelquefois, il pénètre jusqu'à l'orifice supérieur du larynx, il est alors rejeté par *expectoration*. Les malades sont naturellement fort effrayés : ils s'imaginent *cracher le sang*. Ce dernier peut être avalé, pénétrer dans l'estomac et être rejeté, soit de suite, soit plus tard, ce qui simule à s'y méprendre une *hémathémèse* ou vomissement de sang.

Lorsque l'hémorrhagie est violente, le liquide peut se frayer une voie à travers l'orifice antérieur en même temps qu'à travers l'orifice postérieur des fosses nasales.

La quantité de sang perdue peut varier de quelques gouttes à plusieurs litres. Martineau cite le cas d'une personne qui perdit 9 livres de sang en soixante heures. Ces faits, sont heureusement presque extraordinaires.

L'écoulement sanguin est bien rarement continu, du moins lorsqu'il s'agit d'hémorrhagie abondante. On a vu des épistaxis se renouveler quotidiennement pendant des mois, quelquefois même à heure fixe. La plupart de ces cas ont été guéris par le sulfate de quinine.

Il est heureusement plus que rare de voir une épistaxis entraîner la mort. Elle peut néanmoins être la cause de lipothymies, de syncopes, déterminer de l'anémie, etc.

Elle est favorable lorsqu'elle survient comme supplémentaire d'un flux menstruel ou hémorrhoïdal ; on devra, par conséquent, la respecter.

Elle acquiert une gravité toute spéciale dans les maladies générales dont elle n'est qu'un des phénomènes.

Dans les cas ordinaires, *le traitement* de l'épistaxis est des plus simples. On appliquera des compresses d'eau froide sur le front et le nez en même temps que l'on fera aspirer au malade de l'eau glacée ; on a conseillé de faire lever le bras correspondant à la narine par laquelle s'écoule le sang. On se trouve également très bien de l'occlusion des narines au moyen de petits tampons d'ouate. L'aspiration de poudres astringentes, ordonnée par quelques médecins, offre certains inconvénients.

Enfin, si l'hémorrhagie est très violente et ne peut être arrêtée par aucun de ces procédés, on pratiquera le tamponnement des fosses nasales, opération qu'un médecin seul peut exécuter.

LES POLYPES DES FOSSES NASALES

Nous rangeons sous cette dénomination générale un certain nombre de tumeurs qui se développent très fréquemment dans l'appareil olfactif.

Les polypes, dits *muqueux*, sont le pluscommunément observés. Voici, tracé en quelques mots, le tableau clinique de l'affection.

Au début, les sujets qui en sont atteints ne se plaignent que d'un peu d'enchifrènement du nez ; les sécrétions sont augmentées, souvent striées de sang, le timbre de la voix est modifié, il y a du nasonnement ; plus tard, la respiration par le nez devient à peu près impossible. C'est pourquoi les malades, pendant la nuit, dorment la bouche ouverte, d'où sècheresse de la langue, de la gorge et soif plus ou moins vive ; on constate en même temps une abolition à peu près totale de l'odorat, une surdité fort gênante. Que ces personnes se présentent dans notre cabinet, quels seront les résultats de notre examen?

Si nous les prions de pencher la tête en arrière et si nous portons nos investigations du côté de la cavité nasale au moyen d'un petit appareil *ad hoc*, nous apercevons une masse rosée, véritable tumeur obstruant à peu près complétement le passage de l'air.

Si dans quelques cas ce polype est très gros, pouvant, par exemple, occuper la plus grande partie des fosses nasales et faire même saillie en arrière, il n'en est pas moins vrai que souvent aussi ses dimensions sont minimes ; il peut être comparé alors à une sorte de petite végétation.

Lorsque son volume est considérable, le nez est entièrement déformé, l'un des côtés se trouve repoussé en dehors, le canal nasal est comprimé, etc.

La constitution intime de ces tumeurs est fort variable, mais la plupart du temps on a affaire au tissu dit muqueux. Si l'on examine le pédicule qui relie ces productions à la muqueuse, on peut se convaincre qu'il se continue directement avec cette dernière.

Les causes d'une pareille maladie sont malheureusement à peu près inconnues : on a invoqué sans preuve certaine, le traumatisme, le refroidissement, le coryza chronique, etc.

Terrier les a rencontrés sur des sujets à narines étroites, chez des personnes dont la cloison était déviée. C'est surtout une maladie de l'âge adulte qui attaque le sexe masculin de préférence au sexe féminin.

Leur pronostic est peu grave ; malheureusement les récidives sont très fréquentes, sans que l'on puisse donner du fait une explication plausible.

Quant au traitement, il est d'une réelle importance. Il n'existe, à l'heure actuelle, que deux procédés qui offrent d'ailleurs tous deux leurs avantages et leurs inconvénients.

L'*arrachement* qui est une excellente méthode, est pratiqué au moyen de pinces destinées à cet usage ; autrefois, cette petite opération offrait certains dangers : des hémorrhagies assez sérieuses pouvant se produire ; on a même eu à traiter la phlébite ou inflammation des veines avoisinantes, mais comme le dit très bien Terrier, l'emploi du *spéculum nasi* et d'un *bon éclairage* permettent de régulariser le manuel opératoire.

Le second procédé, qui consiste dans l'*excision* de la tumeur, est devenu, grâce à l'usage de l'anse métallique et surtout de l'anse galvano-caustique, à la portée de tous les chirurgiens ; les résultats sont presque toujours satisfaisants.

Nous avons prononcé tout à l'heure le mot de *récidive ;* donc, il ne suffit pas d'arracher ou d'exciser les polypes, il faut encore s'efforcer de mettre une barrière à leur réapparition. C'est pourquoi il sera bon de cautériser plus ou moins vigoureusement les points d'implantation de ceux-ci, de plus, on devra prescrire des lavages fréquents de la cavité nasale ; l'emploi de poudres astringentes telles que l'alun, le sulfate de zinc, empêchent l'inflammation dont la muqueuse peut être le siège.

Nous laisserons de côté les polypes dits fibreux qui, par leur constitution histologique, diffèrent sous tous les points des précédents ; de plus, ils naissent toujours primitivement dans l'arrière-cavité des fosses nasales et n'envahissent que consécutivement les régions sur lesquelles nous venons de porter notre attention.

LE CANCER DU LARYNX

Cette maladie a été de tout temps assez peu connue ; en effet, si l'on consulte un rapport fait en 1863 à la Société anatomique, par notre illustre maître, le professeur Brouardel, aujourd'hui doyen de la Faculté de médecine de Paris on apprend que les trois premières observations de cancer du larynx appartiennent à Trousseau et à Louis.

On n'étonnera personne en disant que cette ignorance est parfaitement excusable ; pour reconnaître un cancer du larynx, il fallait tout d'abord le voir ; l'exploration directe de la cavité laryngée au moyen d'appareils spéciaux, date à peine du commencement de notre siècle. En 1807, Bozzini eut l'idée d'explorer les arrière-narines au moyen d'un miroir. En 1825, Cagnard de Latour réussit à apercevoir une fois, grâce à ce même procédé, l'orifice supérieur du larynx : il s'en tint là, vu l'imperfection de son instrument. De nouvelles tentatives furent faites par différents chirurgiens en 1829 et 1832. Trousseau dirige ses efforts de ce côté en 1837. A partir de ce moment, l'élan est donné. Beaumès en 1838, invente un appareil qui fut vite oublié. Ehrmann en 1842, prétend qu'on ne peut diagnostiquer les affections de la gorge qu'au moyen de miroirs appropriés à cet usage. Depuis, d'autres expériences ont été faites en 1844, 1854, 1857, etc. Aujourd'hui, le *laryngoscope* est, on peut le dire sans hésiter, un instrument absolument parfait. Son maniement est si simple qu'il est pour ainsi dire à la portée de tous les praticiens. Grâce à lui, on peut explorer la cavité du larynx dans ses moindres détails [1].

1. Pour plus de détails, voir nouveau *Dictionnaire de médecine et de chirurgie pratiques.*

Qu'on nous pardonne cette digression, elle avait son importance. Le cancer laryngé, en effet, n'a pu être bien étudié qu'après l'invention de l'instrument dont nous venons de parler.

L'histoire du cancer du larynx, en résumé, prend naissance dans les trois faits que nous avons cités tout à l'heure. En 1867, 1869, d'autres cas sont signalés, mais on ne trouve dans aucun d'eux un caractère réellement scientifique, car à tous il manque comme preuve certaine de la nature cancéreuse de la maladie, l'examen microscopique. En 1872, un de nos confrères, le docteur Blanc, fit sa thèse sur ce sujet et publia dans ce travail de nombreuses observations, dix-sept environ.

Depuis, quelques autres ont également été publiées; mais il n'en est pas moins vrai, malgré tout cela, que le cancer du larynx est une affection rare, difficile à reconnaître et, par suite, difficile à soigner.

Sa rareté explique les divergences d'opinion qui peuvent se produire, même entre des médecins expérimentés, lorsqu'il s'agit de le reconnaître.

La vue est un auxiliaire précieux pour établir un diagnostic certain ; cependant je ne crois pas trop m'avancer en disant que dans toute altération laryngée, les erreurs sont possibles.

Quelle est donc la cause de cette maladie ?

Elle est plus fréquente chez l'homme que chez la femme ; on la rencontre surtout de quarante à soixante-quinze ans. L'hérédité joue-t-elle ici un rôle capital, comme dans tous les cancers ? Cela est très probable, mais non certain. On a signalé dans l'étiologie les contusions portées sur la région antérieure du cou, les refroidissements, le séjour dans des lieux froids et humides, l'abus de la parole, l'exercice violent de la voix : certaines professions par conséquent y prédisposeraient d'une façon toute spéciale. Je crois, pour mon compte, qu'il est préférable d'avouer son ignorance sur ce sujet ; je ne parle ici, bien entendu, que du cancer primitif. Le cancer secondaire, en effet, prend son origine dans une tumeur de même nature siégeant dans l'un des organes voisins.

Le cancer peut, au point de vue de sa constitution intime, revêtir deux formes principales sur lesquelles nous n'insisterons pas; disons seulement que la tumeur peut se développer tout d'abord dans une partie quelconque du larynx pour attaquer ensuite le reste de l'organe et envahir même les régions voisines. Fréquemment on voit la maladie, après avoir détruit les cartilages et les fibro-cartilages de l'appareil laryngé, exercer ses ravages sur la base de la langue et former aussi une tumeur de volume variable.

Dans certains cas, la lésion revêt la forme d'une simple plaque de petite dimension. Quelquefois la tumeur ressemble à une noisette ; bientôt celle-ci s'étend en largeur, en profondeur du côté du pharynx, du côté de la trachée. Du reste, pas un de ces cancers ne se ressemble ; on a vu, par exemple, le larynx être transformé en un véritable canal fongueux et sinueux. Le rétrécissement, dans ce dernier cas, est si considérable, que sa cavité ressemble à une fente que la plus petite mucosité, que le moindre caillot de sang peuvent oblitérer plus ou moins complètement. Ce sont là, des causes de mort très rapide.

Les symptômes s'annoncent par un peu d'enrouement, de faiblesse de la voix. Le malade ne prête pas tout d'abord une grande attention à son état, mais ce dernier restant le même pendant quelques semaines, il se décide à consulter son médecin qui, presque toujours, croit avoir affaire à une laryngite chronique simple, et institue un traitement en conséquence. Les choses restent stationnaires pendant un temps assez long, temps qui peut varier de quelques mois à plusieurs années. Presque toujours la voix subit progressivement des altérations graves; et après être devenue rauque, elle finit par faire défaut complètement, le malade est alors *aphone*.

L'appareil respiratoire ressent forcément le contre coup des troubles laryngés : la respiration devient difficile, le moindre effort amène de la dyspnée, bientôt apparaît une toux s'accompagnant de suffocations qui sont pour le malade une cause incessante de fatigue. Quelquefois, tous les phénomènes dont nous venons de faire la description surviennent d'une façon absolument brusque : dans ce dernier cas, si l'on prend soin d'examiner la cavité laryngienne au moyen du *laryngoscope*, on y constate la présence d'une tumeur déjà avancée dans son évolution ;

le cou est devenu gros, extrêmement douloureux à la pression, il peut être le siége de véritables douleurs spontanées. Si l'on ausculte l'organe malade, on perçoit dans l'intérieur de celui-ci la sensation d'un bruit de frottement; les ganglions sous-maxillaires et sus-claviculaires peuvent être envahis par la maladie.

L'*aphonie* est donc le premier symptôme du cancer. Ce fait trouve son explication dans la susceptibilité extrême du larynx. La dyspnée et la toux viennent ensuite.

Les phénomènes morbides sont loin d'en rester là. Au bout d'un certain temps survient une expectoration constituée par du sang, des matières en putréfaction, certains débris de la tumeur; l'haleine prend une odeur horrible. Il est rare qu'arrivé à cette période, le cancer du larynx n'entraîne pas à sa suite de la *dysphagie*, c'est-à-dire une difficulté considérable pour avaler. Du reste les symptômes seront très variables selon le siége de la tumeur, c'est ainsi que l'aphonie dominera si le cancer siége en bas, ce sera au contraire la dysphagie, s'il siège en haut.

Tous ces accidents s'accentuent de jour en jour, les troubles respiratoires dominent presque toute la scène; ils sont, faisons-le remarquer, plus accentués la nuit que le jour; la face prend une teinte bleuâtre, les paupières se boursouflent, le malade maigrit, le pouls devient petit, mou, dépressible. La fièvre se déclare, c'est alors la véritable cachexie cancéreuse. La mort est le dernier acte de ce terrible drame.

Celle-ci peut bien des fois survenir d'une façon brusque à la suite d'une hémorrhagie par exemple. Dans le plus grand nombre des cas le malade meurt *asphyxié*.

Je ne parlerai pas des moyens propres à reconnaître la maladie; le laryngoscope en permettant d'examiner *de visu* le siége et l'étendue de la tumeur, le microscope en permettant d'examiner la plus petite parcelle de cette dernière, empêchent toute erreur.

Avons-nous à notre disposition des moyens qui puissent nous permettre de lutter contre l'affection que nous venons d'étudier et tout d'abord le cancer étant *la plus maligne de toutes les tumeurs*, doit-il en égard à cela, être considéré comme un empêchement à l'opération, ou au contraire, doit-on l'attaquer d'une façon directe?

Les deux théories se trouvent en présence. Tout dépend du siége et de l'étendue de la tumeur. Si celle-ci se trouve placée *au-dessus* des cordes vocales et qu'elle soit *bien limitée*, on peut tenter de l'arracher par la voie buccale au moyen des *pinces laryngées*. Si le cancer siége au-dessous, on peut faire la *laryngotomie*, c'est-à-dire l'ouverture du larynx et par cette ouverture essayer d'enlever la tumeur.

Cette opération a été exécutée pour la première fois en 1833 par le docteur Brauers; elle n'a été bien connue qu'en 1844, grâce au professeur Ehrmann, qui la préconisa beaucoup.

Désormeaux, Verneuil et Michel, de Strasbourg, ont pratiqué cette opération.

Lorsque la lésion est très étendue et que les ganglions sont pris, on se contentera d'un traitement purement palliatif. On se tiendra *toujours prêt* à pratiquer la *trachéotomie*, afin d'empêcher le malade de mourir *asphyxié*. Ce dernier moyen n'est donc que palliatif. Inutile de dire que la trachéotomie une fois faite, on a tout loisir pour traiter le cancer proprement dit, par un procédé quelconque.

Dans ces derniers temps enfin, on a conseillé l'*extirpation* totale du larynx.

Certains auteurs, sans aller si loin, préconisent l'*extirpation partielle*. Pour eux en effet, et ils sont dans le vrai, que le cancer soit enlevé complétement ou incomplétement, il repullulera toujours sur place.

Le traitement palliatif se borne à de simples badigeonnages pratiqués avec des pinceaux imbibés de glycérine (si le malade souffre beaucoup on peut ajouter un peu de morphine à la glycérine) ; à des attouchements faits avec des styptiques ou des caustiques légers tels que le nitrate d'argent, le chlorure de zinc, c'est à ce dernier corps que l'on a le plus souvent recours.

On a conseillé l'administration de vomitifs fréquents afin de permettre l'expectoration de certaines parcelles de la tumeur pouvant gêner la respiration.

Telle est l'une des affections les plus terribles qui puissent frapper l'humanité. Depuis quelque temps nombre de personnes en parlent, sans la connaître, bien entendu. Nos lecteurs nous sauront gré, par conséquent, d'en avoir parlé à cette place.

LA TRACHÉOTOMIE (¹).

Le prince impérial d'Allemagne a subi tout récemment l'opération dite de « *la trachéotomie* ». Chaque jour, les journaux quotidiens entretiennent leurs abonnés de cette opération. J'ai lu avec grand soin ces différents articles ; je doute fort qu'ils aient pu apporter une lumière quelconque dans l'esprit de la masse des lecteurs, qui, nous l'avouons d'ailleurs, n'est guère forcée d'avoir sur ce sujet des notions bien nettes. Depuis que l'honneur de rédiger dans ce journal la Chronique médicale m'est échu, beaucoup de personnes ont paru s'intéresser à mes articles. Elles attendaient certainement mon avis sur l'opération qu'elles connaissaient au moins de nom. J'ai volontairement laissé passer un certain temps avant de publier ces quelques lignes afin que l'intensité des polémiques engagées sur ce sujet fût devenue moins vive. J'ai d'ailleurs l'intention de consacrer plusieurs de mes chroniques à ce que l'on peut appeler : « le cas du kronprinz ».

Qu'est-ce donc que la *trachéotomie ?*

Pris dans son sens propre, ce mot signifie l'ouverture de la trachée-artère (Cet organe n'est autre chose qu'un canal faisant suite au larynx et se continuant lui-même par les bronches). Mais dans le langage chirurgical, on désigne aussi sous ce nom l'ouverture faite au niveau du larynx, c'est-à-dire *plus haut*.

1. Voir dans le nouveau *Dictionnaire de médecine et de chirurgie pratiques* (tome XXXVI°), le remarquable article de M. Dubar dans lequel nous avons largement puisé,

Le mot de *laryngotomie*, dans ce dernier cas, est beaucoup plus exact. Si l'on fait l'incision au niveau d'une membrane unissant la trachée et le larynx, c'est la *laryngo-trachéotomie*. Si elle est faite encore plus haut, c'est la *laryngotomie inter-crico-thyroïdienne*.

On sait, en effet, que le larynx se compose de plusieurs appareils bien distincts, reliés tous entre eux par des membranes qui permettent une mobilité très nette de tous ces appareils les uns sur les autres. De plus, le larynx jouit de mouvements dits *de totalité*. C'est ce dernier point qui a été mis à profit par certains chirurgiens, et qui les a engagés à pratiquer l'*extirpation totale du larynx*.

Pour nous résumer, on désigne sous le nom général de trachéotomie, un ensemble d'opérations ayant toutes le même but, c'est à dire l'introduction artificielle de l'air dans l'appareil respiratoire.

La trachéotomie n'est pas une opération nouvelle, comme on pourrait le croire.

Le docteur Dubar, qui a fort bien étudié l'historique de la question, nous apprend que cent ans avant Jésus-Christ, Asclépiade de Bithynie la pratiquait à Rome. Dans Paul d'Égine, nous trouvons décrit tout au long. un procédé opératoire dû à Antylus, autre médecin romain, vivant au IVe siècle de l'ère chrétienne. Ce dernier aurait ainsi obtenu plusieurs succès dans le traitement des affections suffocantes de la gorge. C'était, d'ailleurs, plutôt un embryon d'opération qu'une opération proprement dite.

Elle permettait, au moyen du bistouri, l'entrée de l'air dans la trachée, rien de plus. Une fois le malade soulagé, on s'empressait de réunir les lèvres de la plaie au moyen d'une suture. A ce moment, on pensait que les cartilages ne devaient pas se cicatriser. On sait aujourd'hui combien cette idée est erronée. Du VIIe au XVIe siècle, tous les auteurs ont décrit l'opération d'Antylus, mais pas un n'osa la pratiquer.

Au XVIe siècle, elle est faite en Italie, par Benivieni, médecin de Florence, par Rolandi, médecin de Bologne, par Brassavolo, médecin du duc de Ferrare.

Ces deux derniers praticiens auraient réussi deux fois. Bientôt un autre médecin, Fabrice d'Aquapendente, a l'idée de se servir d'une *canule*, permettant une communication directe entre la trachée et l'air extérieur ; c'est certainement l'homme qui ait fait faire le plus de progrès à la trachéotomie. Il trouva en Casserino un élève digne de lui. Ce dernier donna à la canule la forme qu'elle a encore actuellement. De plus, il eut l'idée de maintenir cette canule au moyen de liens attachés derrière le cou ; cela d'ailleurs se pratique encore aujourd'hui.

En 1585, Sanctorino, professeur à Padoue, se sert pour la première fois d'un instrument remplissant les deux conditions suivantes : incision des parties molles, et en même temps introduction de la canule dans la trachée.

En 1620, un chirurgien de Paris, du nom de « Habicot », fait trois fois la trachéotomie : une fois dans un cas de fracture du larynx par arme à feu, une autre pour une plaie de cet organe, une troisième enfin par suite de la présence dans l'œsophage d'un corps étranger déterminant une compression de l'appareil laryngé.

Vers cette époque, un médecin d'Ulm, Scultet, qui a laissé un grand nom chirurgical se pose en véritable défenseur de l'opération.

A partir du XVIIIe siècle, elle est acceptée à peu près par tout le monde. Est-il besoin d'écrire que dès ce moment se produisent sur les procédés opératoires autant de théories qu'il y a d'opérateurs. Bauchot et Richter, pour éviter l'hémorrhagie, se servent du trocart courbe et par conséquent font la trachéotomie en un seul temps ; ce moyen, offre fort peu de sûreté. Bientôt les procédés se perfectionnent ; Juncker, professeur à Hall, ose ouvrir verticalement la trachée pour extraire un corps étranger.

C'est Martin qui, le premier, a l'idée de se servir d'une canule double. Pendant ce temps, Heister avait substitué le mot de trachéotomie à celui de *bronchotomie* employé jusque-là. C'est surtout depuis les deux mémoires de Louis, présentés à l'Académie de chirurgie, que l'opération se vulgarise. En 1765, Home donne le nom de *croup* à l'angine laryngée couenneuse, et propose l'opération de la trachéotomie dans cette maladie. Elle est faite, pour la première fois, dans un cas de ce genre, en 1782, par un chirurgien anglais : John Andrew. Cependant, elle n'est pas d'un usage courant, bien qu'elle soit recommandée par des hommes tels que Royer-Collard et Treille.

Il a fallu un clinicien comme Bretonneau et un orateur comme Trousseau pour arriver à faire accepter par tout le monde, comme elle l'est aujourd'hui, une des opérations qui peuvent rendre le plus de services à l'humanité.

Nous allons décrire maintenant aussi clairement et aussi pratiquement que possible l'opération proprement dite.

Le malade doit tout d'abord être étendu sur un lit, suffisamment élevé pour la commodité de l'opérateur.

Si l'on n'a pas à sa disposition un meuble remplissant les conditions voulues, on peut se servir de tout autre objet domestique : une table par exemple, que l'on a eu soin de recouvrir préalablement d'un ou plusieurs matelas, rend souvent de grands services. Il faut en second lieu que la tête du patient soit convenablement soutenue en arrière, au niveau de la nuque ou de la région supérieure du dos, de telle sorte que la partie antérieure du cou fasse une saillie bien caractérisée en avant. On a conseillé, pour remplir ce but, l'usage d'un coussin, d'un oreiller enroulé sur lui-même. Les appareils les plus simples sont souvent les meilleurs ; une bouteille placée derrière le cou du malade est d'un usage fort commode ; si l'on prend soin de rouler cette bouteille dans un oreiller et de lier le tout ensemble, on se trouve alors dans les meilleures conditions pour opérer.

Ces précautions préliminaires sont d'une importance capitale. Il est indispensable d'avoir à sa disposition un mode d'éclairage absolument parfait. Le nombre des instruments nécessaires à l'opération est relativement restreint. On doit avoir sous la main un bistouri approprié à cet usage, une sonde cannelée, un dilatateur, des canules. Un chirurgien attentif se précautionnera d'un bistouri boutonné, de pinces hémostatiques, d'écarteurs, etc.

Je ne puis faire ici une description complète de la canule ; qu'il me suffise de faire connaître qu'elle est constituée par deux tubes cylindriques de même courbure, entrant l'un dans l'autre à frottement doux. La canule externe est pourvue de deux boutonnières destinées à recevoir les rubans que l'on attache derrière le cou de l'opéré ; la canule interne est armée de deux petits appendices permettant de la retirer facilement de la canule externe.

Le nettoyage de l'instrument sera ainsi effectué à volonté.

Les dimensions de ces canules varient suivant les âges. Pour les enfants, on a construit des canules de cinq millimètres de diamètre, et pour les adultes des canules mesurant jusqu'à quinze millimètres. Malheureusement, les numéros de ces instruments ne sont pas assez nombreux. C'est ainsi que pour mon compte personnel, ayant souvent à pratiquer cette opération, je possède un nombre relativement considérable de ces appareils, ce qui me permet de les graduer à peu près d'après l'âge des malades que je suis appelé à opérer.

Avant d'aborder la description du manuel opératoire proprement dit, posons-nous une question.

Le sujet doit-il être endormi, ou ne doit-il pas l'être? Morell Mackenzie prétend que l'on ne doit jamais employer l'éther comme anesthésique. Le chloroforme d'autre part est souvent la cause d'accidents très graves; autant que possible, par conséquent, ne pas se servir d'anesthésique, quel qu'il soit; tout au plus pourra-t-on se permettre chez les malades peu braves ou trop excitables des pulvérisations d'éther, faites seulement au niveau du point où l'on se propose d'inciser.

Le procédé employé le plus communément chez l'adulte et même chez l'enfant, c'est le procédé de Trousseau. Ici, qu'on me permette de répéter la phrase textuelle du grand clinicien (cet auteur qui n'était pas un chirurgien a compris pourtant mieux que tout autre ce qu'était la trachéotomie ou plutôt ce qu'elle devait être) : « *Je ne saurais trop insister, a-t-il dit, sur la nécessité d'inciser les tissus couche par couche, d'écarter les vaisseaux et les muscles avec des érignes mousses, de mettre bien à nu la trachée avant de l'ouvrir ; j'insiste sur la nécessité d'être très lent* ».

Tout d'abord, le chirurgien se place à la droite du malade, un aide fixe solidement la tête, un autre maintient dans une immobilité absolue le tronc et le membres. Il est bon d'avoir à sa disposition un troisième aide ayant pour fonction d'éponger la plaie et d'écarter les téguments. Le chirurgien embrassant alors toute la région trachéale de sa main gauche fait avec le bistouri tenu de la main droite une incision sur la ligne médiane. Il incise en profondeur jusqu'à ce qu'il découvre la trachée. Si un gros vaisseau se montre pendant ce *premier temps*, il faut l'écarter avec le plus grand soin, car dans cette région se rencontrent des vaisseaux veineux importants dont la perforation peut entraîner la mort. Il *ponctionne* à ce moment la trachée aussi rapidement que possible. S'emparant d'un bistouri *boutonné*, c'est-à-dire non pointu, il coupe trois ou quatre anneaux de cet organe.

Pour moi, malgré ce que l'on a pu écrire sur ce sujet, je crois qu'il est bon d'inciser plutôt moins que plus, à la condition pourtant que la canule soit d'un certain volume. Il n'y a, en effet, jamais d'inconvénient grave à introduire une canule un peu grosse. Tout ceci constitue ce que l'on appelle le *second temps* de l'opération.

Le *troisième temps* qui, à mon sens, est le plus difficile, comprend l'introduction de la canule dans la trachée. Souvent on peut introduire cette dernière directement dans l'appareil respiratoire, mais dans bien des cas on est obligé de se servir d'un instrument dont nous avons parlé tout à l'heure ; cet instrument n'est autre que le *dilatateur*.

Nous venons en résumé de décrire le procédé le plus usuel. Il en existe un certain nombre d'autres. C'est ainsi qu'aujourd'hui, sur les conseils du professeur Verneuil, on se sert beaucoup des instruments *incandescents*. Ceux-ci ont leurs avantages ; ils ont aussi leurs inconvénients. Je ne discuterai ici aucun de ces procédés.

Je terminerai cette étude de la trachéotomie en entretenant nos lecteurs des soins dont doit être entouré le malade après l'opération.

Je dirai également un mot des conditions dans lesquelles elle doit être pratiquée et des dangers auxquels elle peut donner lieu.

L'importance des soins est telle qu'il est permis de dire bien haut que sans eux la trachéotomie ne réussit pas ou réussit d'une façon incomplète ; et ceci, pourquoi ?

Normalement l'air arrive aux poumons en traversant les fosses nasales et le larynx; dans ce trajet il s'échauffe et se charge de vapeurs d'eau. Passant par la canule il n'aura pas le temps de subir ces modifications ; ce sera par conséquent un air sec et froid qui pénétrera dans les bronches. L'inflammation de la muqueuse qui tapisse ces dernières surviendra donc d'une façon presque naturelle. C'est au médecin qu'il appartient de lutter contre ces mauvaises conditions.

La chambre dans laquelle se trouve l'opéré devra être chauffée à 20 ou 25° (ce principe est probablement trop net et trop évident, car on s'empresse de ne pas le mettre à exécution, je n'ai pas besoin de rappeler où ni dans quelle circonstance).

Il est bon encore de faire dégager au devant de la canule une certaine quantité de vapeurs d'eau ; on se contente habituellement, afin que ce but soit rempli, d'entourer le cou du malade d'une mousseline humide : pour moi, ce moyen est loin de suppléer au précédent.

Du côté de la plaie, les soins doivent être tout aussi actifs ; en effet, celle-ci peut subir certaines altérations ; c'est pourquoi il sera bon, dès le second jour, de la cautériser légèrement avec une solution phéniquée.

Les accidents auxquels peut donner lieu la trachéotomie sont aussi fréquents que graves. Supposons, pour ne prendre qu'un exemple, une suppuration de la plaie. Cette suppuration pourra s'étendre au tissu cellulaire du voisinage, provoquer des abcès, des fusées purulentes, ce pus dans les mouvements d'inspiration pénétrera dans les bronches et sera aussi la cause de pneumonies septiques. Je ne parle pas des abcès, des phlegmons, des clapiers purulents qui se forment au voisinage de la canule.

Lorsque la trachéotomie a été faite par un chirurgien inhabile, une différence de parallélisme entre la plaie des parties molles et la plaie de la trachée peut exister. L'air s'infiltrant alors dans les tissus voisins produit l'*emphysème* du cou, accident fort grave ; l'ouverture de la trachée semble avoir pris une position tellement profonde que l'on n'a jamais sous la main de canule assez longue pour pouvoir l'atteindre.

Je ne parlerai pas des hémorrhagies, qui sont assez peu

fréquentes. Je préfère mentionner un accident qui peut survenir quelques jours après l'opération : Je veux parler du passage des boissons dans l'ouverture supérieure du larynx ; celles-ci, en effet, pénétrant dans la trachée sont la cause d'accès de toux convulsive jusqu'à ce que les liquides introduits aient été évacués par la canule, il sera bon, par conséquent, de ne permettre au malade que des aliments solides ou tout au moins demi-liquides.

Autrefois, la présence de la canule dans la trachée déterminait des lésions de la muqueuse. Aujourd'hui, grâce aux précautions prises, elles sont rares ; on a noté, par exemple, la perforation du tronc brachio-céphalique artériel, accident qui est toujours la cause d'une mort foudroyante.

La propreté de la plaie est une condition essentielle à la réussite de l'opération. Le nettoyage très fréquent de la canule est d'une importance certainement aussi grande. La canule interne sera lavée toutes les deux heures. Si tout s'est bien passé, la canule externe pourra être changée et lavée vingt-quatre ou trente-six heures après son introduction.

Tels sont les *accidents immédiats* dont la trachéotomie peut être l'origine.

Un mot maintenant des accidents éloignés de cette opération.

On a signalé tout d'abord certains rétrécissements cicatriciels dus à un manuel opératoire mal compris. Quelquefois sans que le chirurgien puisse être mis en cause, la muqueuse trachéale s'épaissit, se rétracte, peut même devenir l'origine d'une véritable affection polypeuse. Ces polypes sont la cause fréquente d'accidents plus ou moins terribles de suffocation.

Nous terminerons l'étude que nous avons faite de la trachéotomie en mentionnant les différentes maladies dans lesquelles elle est indiquée.

Son but unique, répétons-le, est l'introduction de l'air extérieur dans les poumons, lorsque la partie supérieure des voies respiratoires est obturée ; on la pratiquera, par conséquent, toutes les fois qu'un obstacle insurmontable siégera *en haut*. Non seulement le larynx peut être malade et être ainsi l'origine de sa propre oblitération (ce sont là les cas les plus communs), mais encore certaines compressions produites par des altérations pathologiques des organes voisins peuvent agir sur lui : celles-ci engagent souvent le chirurgien à pratiquer l'incision trachéale.

On peut, en résumé, faire la trachéotomie pour des corps étrangers introduits dans la partie supérieure des voies aériennes, pour des plaies, des contusions, des fractures, des brûlures de l'appareil phonateur ; les inflammations de cet organe en sont une indication fréquente ; au premier rang de ces dernières nous rangerons : l'œdème de la glotte, le croup, la phthisie laryngée, la syphilis laryngée, les abcès, les polypes et enfin le cancer du larynx.

L'HÉMOPTYSIE

(Crachement de sang)

Le crachement de sang (de son nom scientifique *hémoptysie*) n'est qu'un symptôme commun à plusieurs états pathologiques qui, la plupart, sont d'une gravité exceptionnelle. On comprend par suite l'intérêt qui doit s'attacher à son étude.

L'hémoptysie est précédée le plus souvent de quelques phénomènes congestifs du côté de l'appareil pulmonaire, tels que gêne de la respiration, oppression plus ou moins grande, sentiment de chaleur au niveau des bronches et même du larynx, etc., à tout cela vient s'ajouter de la rougeur du visage en même temps que surviennent des palpitations parfois fort douloureuses. C'est alors que se déclare une petite toux sèche d'abord et s'accompagnant ensuite d'une certaine expectoration ; le malade perçoit au niveau de l'appareil gustatif, une saveur salée absolument caractéristique.

A ce moment, le malheureux à la vue du sang qu'il vient de rendre en plus ou moins grande abondance éprouve un véritable *sentiment de terreur*, qui varie selon l'intensité de l'hémorrhagie. Celle-ci, en effet, peut se borner à de simples filets de sang mêlés aux crachats, d'autres fois elle est assez abondante pour sortir à flots par la bouche et par le nez. Ce sang est rouge, vermeil, spumeux, il prend une teinte noirâtre lorsqu'il a séjourné longtemps dans les bronches.

Sa quantité varie de quelques grammes à plusieurs livres, l'hémopytsie, en effet, peut être foudroyante et par son abondance tuer le malade en quelques minutes. Ces faits sont malheureusement très fréquents.

Un individu, pour ne citer qu'un exemple, vient nous consulter pour de simples (?) crachements de sang fort légers en apparence. Comme il le dit lui-même, il n'a remarqué que *quelques filets* dans son mouchoir. Malgré cela, nous instituons un traitement des plus énergiques que nous conseillons de suivre pendant longtemps. Comme tout semble être rentré dans l'ordre au bout de quelques jours, l'intéressé s'empresse non seulement d'abandonner le traitement prescrit, mais encore de ne plus suivre les précautions recommandées. Un mois, deux mois se passent, quand tout à coup nous nous trouvons appelé non auprès d'un malade, mais auprès d'un mourant, une hémoptysie foudroyante est en train de tuer notre imprudent malade. Je me suis trouvé bien souvent le témoin de semblables accidents.

Quoi qu'il en soit, l'hémoptysie, légère ou abondante, est toujours un phénomène très sérieux : en effet, au premier rang de toutes les maladies qui peuvent la produire (dans la proportion au moins de 80 0/0) nous placerons la tuberculose pulmonaire à toutes ses périodes.

Ces crachements de sang survenant quelquefois au milieu d'une santé des plus parfaites sont l'accident initial de la terrible maladie. Ils peuvent se répéter dans la période de crudité des tubercules, et même dans la troisième période de ces derniers, ou période de ramollissement. (La mort par hémorrhagie pulmonaire foudroyante est des plus fréquentes chez les malheureux phthisiques).

L'hémoptysie se rencontre encore dans la dilatation des bronches, dans la gangrène pulmonaire, dans certains kystes du poumon. Les plaies de cet organe peuvent aussi en être l'origine ; elle est également un symptôme de la plupart des maladies du cœur ; on l'a observée dans bon nombre d'affections générales graves, telles que le scorbut, la fièvre jaune, etc.

Dans certains cas, aussi heureux que rares, le crachement de sang n'est qu'une suppléance du flux menstruel : quelquefois même il surviendrait à la suite de certaines fatigues de l'appareil vocal : j'ai été tout dernièrement à même d'observer un cas de ce genre chez l'un de nos artistes les plus en vogue, absolument indemne de toute lésion de l'appareil pulmonaire.

Si le traitement doit surtout être dirigé contre la maladie dont l'hémoptysie n'est que le symptôme, il n'en est pas moins vrai qu'elle réclame elle-même, surtout lorsqu'elle est considérable, des soins sérieux.

Dans les crachements de sang de moyenne intensité, on peut se servir de la formule suivante. (Gueneau de Mussy).

Extrait de ratanhia pulvérisé	4 grammes.
Ergot de seigle pulvérisé	3 —
Digitale pulvérisée	0,50 centigrammes.
Extrait de jusquiame	0,25 —

F.S.A. 20 pilules.
4 à 6 par jour.

M. le professeur Peter conseille la potion suivante dont il donne une cuillerée d'heure en heure.

Kermès minéral	30 centigrammes.
Julep gommeux	125 grammes.

Dans les cas pressants on peut donner l'ergotine en injection sous-cutanée, selon la formule de M. Jaccoud.

Ergotine	1 gramme
Glycérine.	4 —
Eau distillée.	4 —
Eau de laurier-cerise.	2 —

2 ou 3 injections sous-cutanées dans la journée.

LA GRIPPE

La grippe est une maladie trop connue pour qu'il soit nécessaire d'en faire ici une description complète. Nous ne nous proposerons, dans notre chronique d'aujourd'hui, qu'un seul but : attirer l'attention de nos lecteurs sur certaines particularités qui, croyons-nous, sont fort intéressantes à étudier.

C'est une affection essentiellement épidémique, légère la plupart du temps, devenant il est vrai, dans certains cas, très grave par les complications dont elle peut être l'origine.

La première épidémie de grippe ([1]) eut lieu en 1580, elle régna sur l'Espagne, la France, s'étendit même sur l'Asie et l'Afrique. La seconde frappa la ville de Londres en 1658; puis viennent celles de 1675 et de 1709. De 1729 à 1733, la grippe parcourt diverses contrées du globe. Débutant par l'Allemagne, elle attaque successivement l'Angleterre, la France, la Suisse, l'Italie, la Sicile, l'Espagne, le Mexique. En 1731, elle est dans l'Amérique septentrionale; en 1732, à l'île de la Réunion, puis elle revient en Allemagne, passe en Angleterre et en France, où on lui donne alors le surnom bizarre de *follette*.

En 1742 et 1743, nouvelle épidémie dans notre pays, où l'un de nos compatriotes, Sauvages, l'a décrite pour la première fois sous le nom de *grippe*.

En 1762, la France, l'Autriche et l'Allemagne sont de nouveau en butte au fléau.

En 1775, nouvelle attaque qui, cette fois, parcourt à peu près toute l'Europe et atteint même les animaux.

Les épidémies les plus saillantes ont été celles de 1780, (France) ; 1799 (Russie). De 1830 à 1834, la grippe fait ses ravages un peu partout.

En 1837, se déclare dans le Danemark un foyer qui s'étend sur l'Europe entière.

1. Voir l'article de Gintrac (*Nouveau dictionnaire de médecine et de chirurgie pratiques*), dans lequel l'historique de la question est traité de main de maître.

Enfin en 1847, 1860, 1870, date à laquelle nous bornerons nos citations, la maladie a régné en France, en Suisse, en Espagne et en Angleterre.

Le caractère le plus saillant de toutes ces épidémies a été de frapper en même temps un nombre considérable d'individus.

Geoffroy nous raconte qu'en 1780 à Paris, la grippe était répandue si généralement que « le spectacle à l'Opéra manqua un jour, les plaidoiries cessèrent au Châtelet et la musique de Notre-Dame fut interrompue pendant trois jours ». Rush écrit qu'en 1789, à Philadelphie, « dans les rues, les marchés et les temples, on n'entendait que tousser».

Dans toutes les circonstances où elle a régné épidémiquement, la grippe a parcouru les différents lieux d'une façon successive, par véritable propagation ; d'autres fois, elle est restée à l'état latent pour reprendre quelque temps après dans la même localité. Quoi qu'il en soit, la durée moyenne d'une épidémie est d'environ deux mois.

La grippe est-elle contagieuse? Bien des questions ont été posées à ce sujet ; bien des discussions se sont élevées. On a pu citer des exemples nombreux, aussi bien dans le sens positif que dans le sens négatif. Qu'on nous permette ici de mettre un point d'interrogation sans préjuger de quoi que ce soit, le débat étant loin d'être clos.

La température et l'état atmosphérique jouent-ils dans la pathogénie de cette maladie un rôle capital ou bien ne sont-ils que le milieu nécessaire à son développement ?

Rien de certain encore sur ce point ; il est néanmoins prouvé que les épidémies se déclarent surtout au printemps et au commencement de l'hiver. A Paris, depuis longtemps déjà, la grippe est à peu près *endémique ;* c'est-à-dire qu'on peut l'observer en toute saison. Dans ces deux derniers mois, cependant, septembre et surtout octobre (1), elle a pris une extension considérable. Tous les cas d'ailleurs ont été peu graves. A l'heure où nous écrivons ces lignes, ils deviennent de plus en plus isolés.

Les conditions individuelles ont dans l'éclosion de la maladie un rôle important. Ainsi la grippe s'attaque tout particulièrement aux adultes ; lorsqu'elle survient chez

1. *Mot d'Ordre*, 16 Novembre 1887.

l'enfant et chez le vieillard, elle peut revêtir une forme exceptionnelle. Dans ce dernier cas elle peut donner lieu à des complications graves, telles que : pneumonies, bronchites capillaires, hémorrhagies, congestions cérébrales, etc. (32 vieillards sur 1,000, d'après Marc d'Espine, meurent pendant les épidémies de grippe et 11 seulement, toutes proportions gardées, lorsque le mal ne règne pas).

Fréquemment aussi, et ce sera là notre dernier mot, la grippe vient s'ajouter à une maladie déjà existante ; ses caractères changent alors, et de bénigne qu'elle est, le plus communément, elle devient l'une des plus graves affections du cadre nosologique.

Traitement. — M. Moulard-Martin conseille le sulfate de quinine à l'intérieur à la dose de 25 à 50 centigrammes.

M. Dujardin-Beaumetz pour calmer les maux de tête qui accompagnent la grippe emploie l'aconit.

Il fait faire des cachets contenant 10 centigrammes de sulfate de quinine et un quart de milligramme d'aconitine cristallisée de Duquesnel. Il en donne de 2 à 4 par jour.

Le Jaborandi en infusion à la dose de 4 grammes, agissant comme sudorifique puissant, rend également des services.

L'ASTHME

Un individu paraissant jouir d'une florissante santé, se met au lit comme d'habitude, quand au milieu de la nuit il se réveille brusquement, c'est à peine s'il peut respirer ! Cette sensation de *manque d'air* s'accentue de minute en minute, l'oppression devient extrême, la respiration est bientôt à peu près impossible ; il saute de son lit, ouvre une fenêtre, se cramponne à la barre d'appui, faisant des efforts inexprimables pour absorber la moindre molécule d'air. *L'inspiration* est sifflante, anxieuse ; celle-ci bien qu'horriblement pénible l'est peut-être moins que l'expiration. A ce moment qu'on examine la région épigastrique de ce malheureux et on constatera sans peine que la dépression épigastrique, symptôme commun à toutes les maladies dans lesquelles les fonctions respiratoires sont gênées (œdème de la glotte, diphtérie, croup, coqueluche, etc.) n'existe pas.

Si le mouvement *d'expiration*, je souligne à dessein ce mot, est aussi difficile que le mouvement d'inspiration, c'est que l'asthme est une des seules affections dans lesquelles le malade souffre, par ce fait assez bizarre que le poumon a *un trop plein d'air*. Le malade est véritablement effrayant à voir : la face est bleuâtre, les yeux sont injectés, il *asphyxie* en résumé. Toute cette scène dure quelques heures, avec certaines intermittences, puis tout rentre dans l'ordre. Souvent la crise se termine par une expectoration banale, une émission d'urine claire, plus ou moins abondante ; le malade se couche, se rendort et la journée se passe, sauf un peu de fatigue sans que rien d'extraordinaire ne survienne.

Malheureusement, il n'en est pas toujours ainsi, l'asthme peut se déclarer chez un emphysémateux, chez un sujet atteint de catarrhe bronchique, alors il perd tous ses caractères, on pourrait l'appeler et je propose le premier le mot : *Bronchite à paroxysmes asphyxiques*, je donne le terme pour ce qu'il vaut, mais je le considère comme absolument clinique.

L'asthme est d'autant plus grave que presque constamment on voit bon nombre de lésions pulmonaires venir le compliquer.

Qu'est-ce donc qu'une maladie si bizarre dont le tableau est si net et si terrible tout à la fois ?

Il est à peu près évident aujourd'hui que l'on a affaire à une convulsion des muscles bronchiques. Les muscles inspirateurs et expirateurs étant à peu près également pris, il est évident que cette convulsion musculaire est sous l'action directe d'une lésion nerveuse. On en arrive à énoncer ceci : c'est que l'asthme est une véritable névrose. Il n'y a pas moyen d'ailleurs de douter de cette assertion, en étudiant les causes. Une personne aura son attaque toutes les fois que certaines conditions seront réunies ; elle l'aura, par exemple, dans une ville et ne l'aura jamais dans une autre. Quelque fois ce sont des simples odeurs qui la font éclater. Des sujets ne peuvent pas entrer dans tel ou tel appartement sans ressentir immédiatement les phénomènes du mal.

Classer l'asthme dans les névroses est chose juste, mais,

il faut bien le faire remarquer, celui-ci est sous la dépendance d'un autre état, de l'*état goutteux*, c'est si l'on préfère une des formes de l'hérédité goutteuse.

Je demande à mes lecteurs la permission de m'étendre un peu sur le traitement.

Nous ne pouvons mieux faire que de reproduire tout d'abord la véritable classification médicamenteuse de Germain Sée.

Il a divisé en 8 classes tous les agents employés contre l'asthme.

1re classe. — *Anesthésiques*. Papier nitré, acide carbonique, chloroforme, etc.
2me classe. — *Médicaments cardiaques et vasculaires*. Bromure de potassium, belladone, datura.
3me classe. — *Poisons soporifères*. Opium.
4me classe. — *Poisons des nerfs moteurs*. Ammoniaque.
5me classe. — *Modificateurs de la nutrition*. Arsenic, iodure de potassium.
6me classe. — *Médicaments agissant sur les gaz du sang*. Ærothérapie.
7me classe. — *Modificateurs de l'épithélium et de la sécrétion*. Alcalins, soufre.
8me classe. — *Médications complexes*. Eaux minérales et hydrothérapie.

Pour l'iodure de potassium on peut se servir de la formule suivante :

Iodure de potassium	15 grammes
Eau distillée	250 —
Sirop d'écorces d'oranges amères.	35 —

Pour l'ammoniaque, Melsens propose des inhalations de carbonate d'ammoniaque. Il fait porter au devant de la poitrine du malade un sachet renfermant une certaine quantité de ce sel.

Le datura s'emploie surtout en cigarettes (cigarettes du codex). Les injections sous-cutanées de chlorhydrate de morphine sont également employées pour arrêter l'accès d'asthme.

CHAPITRE VIII

MALADIES DES APPAREILS DIGESTIF ET BILIAIRE

Nous réunissons dans ce chapitre les maladies de deux appareils fort distincts l'un de l'autre, mais qui sous le double point de vue physiologique et pathologique ont de nombreuses corrélations. Les maladies des voies digestives sont fort nombreuses comme on doit le comprendre, car ces voies commencent à la cavité buccale et finissent à l'anus.

Bien des affections se retrouveront d'ailleurs dans le cours de l'ouvrage : fièvre typhoïde, diarrhée verte des enfants, choléra infantile, etc ; nous n'avons donné place qu'à certaines maladies assez mal comprises par le public, car pour établir une classification exacte, il aurait fallu suivre l'appareil dans toute son étendue, ce qui aurait exigé plusieurs chapitres.

Ce sont ces considérations qui nous ont déterminé à ne peindre dans les maladies de foie que deux des tableaux les plus frappants pour nos lecteurs : la *jaunisse* et la colique *hépatique;* en effet, ce dernier se serait peu intéressé à la description même succincte de la *cirrhose atrophique,* de la *cirrhose hypertrophique,* des *kystes hydatiques,* des *carcinomes du foie, du foie cardiaque,* etc., etc.

APHTES

On désigne sous ce nom une maladie de la bouche caractérisée par la présence sur la muqueuse buccale de petites vésicules contenant un liquide séreux, puis muco-purulent; à un certain moment de leur évolution elles se rompent, laissant à leurs places une petite ulcération.

Les mauvaises conditions hygiéniques en sont souvent la cause ; signalons tout particulièrement l'influence exercée sur l'organisme par une alimentation défectueuse.

Les *aphtes* surviennent généralement dans le cours de

certaines affections graves, aiguës ou chroniques. Pour quelques auteurs, ils seraient même contagieux.

Les symptômes sont de deux ordres : légers ou graves. Un malade, bien portant en apparence, voit tout d'un coup sa santé décliner, il existe un peu de fièvre, de la diarrhée, la soif est vive, il y a de la chaleur au niveau de la bouche, et bientôt on voit apparaître de petits points rouges qui, se transformant en vésicules très douloureuses, éclatent deux ou trois jours après leur apparition. L'ulcération ainsi constituée est recouverte d'une fausse membrane jaunâtre. Quatre ou cinq jours après, la guérison a lieu.

Telle est la forme bénigne.

Lorsque cette affection survient chez l'enfant, elle peut quelquefois l'empêcher de téter pendant toute la durée de l'éruption, la salivation est des plus abondantes.

Dans la forme grave, toute la muqueuse est recouverte d'ulcérations, la fièvre est intense, l'état général est mauvais, et la mort arrive au milieu de phénomènes ataxo-adynamiques. Inutile d'ajouter que cette forme est toujours secondaire à une maladie générale infectieuse. En dehors de ces cas, heureusement fort rares, la guérison est la règle.

Traitement. — La principale indication est tout d'abord de calmer la douleur. Des gargarismes émollients et narcotiques rempliront le but.

Certains auteurs ont conseillé de cautériser les vésicules dès le début : mais le résultat de cette pratique n'a pas toujours été satisfaisant. Plus tard lorsque l'ulcération sera constituée, on se servira surtout de borax ou d'alun.

Une attention toute spéciale sera portée sur l'état des voies digestives.

LE CANCER DE LA LANGUE

Le cancer de la langue est l'une des affections les plus terribles que le médecin puisse rencontrer. Malheureusement sa fréquence est très grande c'est pourquoi nous croyons utile aujourd'hui de lui consacrer ces quelques lignes.

En écrivant le mot « cancer » au singulier, nous généralisons peut-être un peu trop la proposition ; en effet, à la langue, l'affection cancéreuse revêt deux formes bien distinctes. C'est ainsi que la lésion peut occuper les parties superficielles, ou au contraire, siéger profondément. Ces deux formes diffèrent aussi bien sous le point de vue purement anatomique que sous le point de vue de l'évolution.

Le cancer *superficiel* siége de préférence sur la face dorsale et antérieure de la langue : il se présente sous l'aspect de petites végétations qui ont été comparées à des crêtes de coq et qui reposent toujours sur une base dure. Lorsque la maladie est avancée, elles s'ulcèrent et prennent une apparence *mûriforme*, selon l'expression de Demarquay ; le moindre agent irritatif les fait saigner ; souvent les végétations concentriques aux végétations centrales augmentent de volume et ressemblent alors à des verrues; l'aspect général de la langue, est par ce fait entièrement modifié.

Le cancer *interstitiel* ou cancer *profond* ne se rencontre presque exclusivement que sur les bords de l'organe et très en arrière; il est d'autant plus grave, qu'à ce niveau les opérations chirurgicales ne sont guère possibles.

Le tableau clinique est tout autre que précédemment : au lieu de petites tumeurs plus ou moins séparées les unes des autres, nous n'en observons qu'une seule, qui, *dure* dès le début, ne tarde pas à s'ulcérer. La partie mise ainsi à nu devient bourgeonnante ; au moindre contact, elle saigne, de plus elle secrète un liquide sanieux d'une odeur véritablement repoussante, et qui, pour quelqu'un un peu au courant de la maladie, en est un signe presque pathognomonique. Ajoutons que la salivation devenue très abondante est encore une cause de gêne pour le malheureux patient.

Ce ne sont pas là les seuls accidents à redouter : de graves hémorrhagies peuvent se produire et entraîner une mort prompte.

Les douleurs sont atroces, elles s'irradient presque toujours vers l'oreille. Mais le tableau n'est pas complet : il nous reste à parler de l'*engorgement ganglionnaire ;* les glandes du cou se prennent à peu près constamment, au moins dans les derniers temps de la maladie. Celles d'entre elles qui siègent au voisinage de la lésion primitive sont surtout intéressées. Souvent cette adénite en reste là, mais trop souvent il n'en est pas ainsi : tous les ganglions subissent la dégénérescence cancéreuse formant alors une tumeur énorme qui peut contracter des adhérences avec les os, la peau, le plancher de la bouche. On peut également voir cette *tumeur consécutive*, ou pour employer un mot plus juste, cette *adénite cancéreuse secondaire*, devenir elle-même le siége d'une ulcération, d'où s'échappera un liquide ichoreux.

Une simple mention pour les troubles fonctionnels ; ce que nous venons de dire, en trop peu de mots, malheureusement, doit les rendre évidents. Les mouvements de la langue sont non seulement gênés, mais encore fort douloureux ; plus tard, la parole est impossible ; le contact des aliments est plus ou moins pénible, l'acte de la mastication amène des morsures de la langue, la salive s'écoule au dehors. On comprend combien l'état de ces malheureux est digne de pitié. La mort seule se charge d'apporter un terme à leurs souffrances.

La durée moyenne du cancer de la langue est de quatorze mois environ, à la condition cependant qu'une intervention inopportune ne soit pas venue en activer la marche, car il est bien prouvé aujourd'hui que toute opération incomplète, c'est-à-dire ne consistant pas dans l'ablation totale du mal, abrége singulièrement les jours du sujet.

L'ablation de la langue est à peu près le seul procédé qui offre quelque chance de succès. Ce dernier, n'est d'ailleurs que bien relatif puisque la vie n'est conservée qu'aux dépens d'une infirmité épouvantable.

Comme dans tous les cancers, les récidives sont fréquentes.

LES ANGINES

On donne le nom d'*angines* aux maladies de l'*arrière-gorge* et du *pharynx ;* elles sont tellement variées par leur nature, leur caractère, leur évolution, et même leur terminaison, qu'il est difficile, de les classer d'une façon à peu près nette. Les uns les ont divisées en *angines aiguës*, et *angines chroniques ;* les autres en *angines simples*, et *angines spécifiques ;* se reconnaître dans ce dédale est chose peu aisée.

C'est ainsi que l'on se trouve obligé, pour en donner une description complète de placer dans un chapitre les angines de la scarlatine, de la rougeole, de la variole, et dans un autre, l'angine du muguet, l'angine diphtérique, etc.

Fréquemment on considère l'*angine syphilitique* comme chronique ; mais n'y a-t-il pas là une véritable hérésie ? S'il est d'observation journalière de voir durer cette dernière fort longtemps, il n'en est pas moins vrai non plus que dans la plupart des cas, on ne doit la regarder que comme un accident aigu, survenant dans une maladie chronique.

Parfois une angine simple aiguë peut donner naissance à une angine d'un autre caractère ; prenons un exemple : Voici l'*angine catarrhale* simple, qui débute, comme on sait, par un sentiment de cuisson, de douleur au niveau de la gorge, par une gêne dans les mouvements de déglutition ; il y a de la fièvre, un peu de courbature; qu'à ce moment on administre un purgatif, un peu de sulfate de quinine à l'intérieur, un gargarisme au chlorate de potasse, et tout sera dit. Mais si la fièvre est plus intense, si l'inflammation est plus vive, si le sujet ne présente pas par lui-même une prédisposition toute particulière, si même un traitement énergique n'a pas été institué au début, qui nous dit que nous n'allons pas avoir affaire à l'*angine phlegmoneuse*, qui peut fort bien tuer le malade par *œdème de la glotte* ou abcès *rétro-pharyngien ?*

Nous devons remarquer en passant que souvent l'inflammation se limite à l'amygdale, on se trouve alors en présence de l'*amygdalite ;* si ce sont les cryptes seules qui sont prises, c'est l'angine *cryptique ;* les formes dites *angines pultacées, herpétiques,* sont également fréquentes.

Le traitement est le même que précédemment ; il doit être institué dès le début : indépendamment de cela on pratiquera des badigeonnages au citron, au borax, à l'alun, on donnera même ces corps sous forme de gargarismes ; il faut aller très vite, car l'amygdale peut suppurer, ce serait alors contre une *esquinancie* ou *abcès amygdalien* qu'il faudrait combattre. Ce dernier sera ouvert au moyen du bistouri ; souvent le mouvement de contraction produit par le vomitif suffit pour déterminer l'issue à l'extérieur du pus.

Parmi les angines chroniques, nous ne porterons notre attention que sur l'*angine granuleuse.* Elle est caractérisée par une petite toux sèche survenant surtout le matin ; certains sentiments de chaleur au niveau de la gorge et du larynx, de petits crachats d'un gris noirâtre, un peu de raucité de la voix. Si l'on fait ouvrir la bouche au malade, on s'aperçoit que la muqueuse du larynx et de l'arrière-gorge est tapissée de petites granulations demi-transparentes, rouges sur leur parcours (glandes muqueuses malades). Cette variété survient tout particulièrement chez les arthritiques, les dyspeptiques, les hypocondriaques. Les personnes qui fument beaucoup, et celles qui font abus de boissons alcooliques y sont condamnées à peu près fatalement.

Quand l'on aura à traiter une telle affection, on devra faire cesser toutes les causes qui pourront l'avoir produite. L'emploi des eaux sulfureuses rend de grands services (gargarismes le matin avec de l'eau de Bonnes pure ou mélangée avec du lait) ; mieux encore, un séjour dans une ville d'eaux sulfureuses, où des inhalations de vapeur pourront être effectuées.

On peut également agir directement sur les granulations par des cautérisations pratiquées avec nitrate d'argent ou de la teinture d'iode.

LA DYSPEPSIE

A l'heure actuelle, grâce aux exigences sociales, grâce à la vie chaque jour plus difficile et plus dure, on peut avancer que tout le monde à peu près, du moins dans les villes, est dyspeptique.

Le Professeur Damaschino, dans son remarquable travail sur les maladies des voies digestives, a donné de cet état la définition suivante : « *La dyspepsie est caractérisée par la lenteur et la difficulté de la digestion* » ; c'est donc un véritable symptôme, commun à bien des maladies non seulement de l'estomac, mais encore à d'autres organes et non une véritable *entité morbide.*

Insister sur les causes nous demanderait beaucoup de temps ; avons-nous besoin de répéter par exemple que les enfants digèrent tous bien, à peu d'exceptions près ; ceci revient à dire qu'elle est surtout fréquente à partir de l'âge de vingt à vingt-deux ans ; mais afin d'établir un ordre, disons que les maladies de l'estomac s'accompagnent toutes de dyspepsie (gastrites de toutes natures, ulcère, cancer, dilatation stomacale, etc.)

La trop grande quantité des aliments en est également une cause puissante; elle pose les jalons d'une gastrite vraie.

La qualité des aliments joue, elle aussi, un rôle important, il en est de même de l'abus des condiments, des épices, des acides, des sucreries, etc.

L'irrégularité des heures des repas et surtout des repas entrecoupés par un travail quelconque, en particulier la lecture, en sont également les facteurs puissants.

L'abus de l'alcool crée à lui seul une variété de dyspepsie ; mais toutes ces causes sont faibles, relativement à l'action exercée par les préoccupations intellectuelles et les influences morales.

Toutes les personnes qui, de position libérale, se livrent à des travaux de tête prolongés, travaux s'accompagnant par conséquent d'inquiétude, d'excitation nerveuse, d'insomnie, etc., etc. sont toutes à peu près sans exception sujettes à la dyspepsie ; je n'étonnerai personne en disant que sur cent médecins, il y a au moins quatre-vingt-dix dyspeptiques. Nous ne parlerons pas ici des différentes maladies locales ou générales dont le reflet est tout puissant sur l'organe de la digestion. Nous ne nous appesantirons pas sur les symptômes d'un pareil état de choses, ils sont compris dans ces quelques mots : *variation de l'appétit,* (augmenté, diminué, variable, parfois boulimie).

Accès de gastralgie, syncope d'origine stomacale, lourdeur après les repas; sensation de gonflement, bâillements, sentiments d'ennui, tristesse, tendance au sommeil, etc.

Le matin, vomissements aqueux, nausées, pituites.

Dans le courant de la journée, pyrosis, renvois acides, symptômes intestinaux, constipation ou diarrhée.

L'état peut être très grave; quoi qu'il en soit, la dyspepsie est plutôt un phénomène qu'il faut chercher qu'une maladie qui s'offre aux yeux. En effet, vu la longueur de sa marche, on se garde bien de lui attribuer tous les troubles que l'on constate.

Traitement. — Le traitement de la dyspepsie est tout entier subordonné à la cause; il est donc fort difficile de donner des préceptes pouvant être suivis à la lettre. C'est ainsi, par exemple, qu'un dyspeptique guérira par un traitement général, par l'exercice musculaire, par la gymnastique, les douches, etc. un autre se trouvera bien de la diète lactée absolue ; un troisième dont l'état sera caractérisé surtout par de la dilatation gazeuse verra sa santé considérablement améliorée par l'emploi de poudres absorbantes, telles que la magnésie, le charbon, le sous-nitrate de bismuth, etc.

Dans les gastrites dites acides, les alcalins sont tout indiqués.

Au contraire, dans l'atonie stomacale, on aura recours aux acides, aux excitants légers, etc.

La constipation et la diarrhée réclament des soins appropriés.

Lorsque la dyspepsie s'accompagne d'accès de gastralgie, le traitement sera le même que celui de cette dernière maladie.

LA GASTRALGIE

La *gastralgie*, plus connue sous le nom de *crampe d'estomac*, n'est à proprement parler que la névralgie de cet organe.

L'étude de cette maladie ne date pas d'aujourd'hui ;

Hippocrate et Galien en parlent, fort vaguement d'ailleurs. Depuis ces auteurs on doit penser que des travaux aussi variés que nombreux ont été publiés. Malgré cela, il subsiste malheureusement encore à l'heure actuelle plusieurs points obscurs dans la question.

La gastralgie est caractérisée par des sympômes bien distincts les uns des autres, et que l'on peut ramener à deux groupes : les *accès douloureux*, les *troubles de l'estomac*.

Les accès débutent le plus souvent d'une façon brusque ; les caractères de la douleur sont, on le comprend, des plus variables; tantôt les malades éprouvent une véritable sensation de brûlure, tantôt ils nous disent que leur estomac se trouve comprimé, comme par un étau ; d'autres comparent leur douleur à celle que ferait éprouver la morsure d'un chien.

Heureusement, la gastralgie ne se déclare pas toujours avec des phénomènes d'une telle intensité; fréquemment tout se borne à un malaise pénible et difficile à décrire, siégeant au niveau de la région stomacale ; quelquefois, c'est une douleur peu forte mais accompagnée de nausées, d'anxiété, etc. Certaines personnes semblent ressentir un gonflement exagéré de l'estomac ; d'autres, au contraire, une sensation de resserrement de ce viscère. Il en est quelques-unes qui se plaignent soit d'une chaleur intolérable, soit d'un froid glacial. Ajoutons que cette douleur s'irradie presque toujours vers le dos, les épaules, les parois thoraciques ; elle peut être intermittente ou rémittente ; à certains moments diminuer d'intensité pour reprendre quelques minutes ou quelques secondes après avec une nouvelle violence.

Notons que dans les crises fortes les patients sont oppressés, haletants ; souvent ces crises sont rendues plus pénibles par suite des nausées incessantes qui fatiguent le malade et l'épuisent.

Si l'accès survient pendant le travail de la digestion, celle-ci peut se trouver ralentie, mais le plus communément les aliments sont conservés.

La durée des crises est si variable qu'il est difficile d'établir même une moyenne. Il existe bon nombre de cas dans lesquels tout se passe en quelques minutes ; quelquefois il faut attendre 10 ou 12 heures pour voir la fin de la scène. Le malade revient souvent à la santé d'une façon toute naturelle et progressive ; si les accès ont été violents et surtout prolongés, il est fatigué, courbaturé, parfois il tombe dans une sorte de torpeur, du reste, peu inquiétante.

La fin de la crise est marquée presque toujours par un dégagement plus ou moins considérable de gaz qui s'échappent par la bouche. Il est fréquent aussi de voir les crampes d'estomac se renouveler à des distances plus ou moins rapprochées. Ils sont nombreux les malades qui éprouvent, du côté de l'estomac, des tiraillements, des crampes, des digestions toujours pénibles et douloureuses ; ils sont tourmentés par des bâillements, des nausées, des renvois, la soif est vive, l'appétit manque, quand, au contraire, il n'est pas exagéré ; la constipation est à peu près habituelle. Dans ce cas, la gastralgie n'est que l'un des symptômes d'une maladie primitive de l'estomac.

Quelles sont donc les causes d'une semblable maladie? Elles sont fort nombreuses ; une alimentation trop succulente, l'abus du café, du thé, de l'alcool des crustacés, de la glace peuvent la produire. Il en est de même de l'usage prolongé de certains médicaments, tels que la magnésie, la térébenthine, le sulfate de quinine, le copahu, le cubèbe, etc.

Je ne parle pas volontairement des tumeurs du crâne, du cou, du thorax, qui, en comprimant les nerfs de l'estomac, peuvent en être une cause indirecte. Les lésions de plusieurs organes intestinaux, tels que le foie, le pancréas, la rate, doivent être rangées dans la catégorie précédente. Le ver solitaire en est lui aussi bien souvent l'origine.

La gastralgie n'est pas toujours une maladie ayant ses causes et son évolution propres, elle peut n'être que l'expression de maladies plus générales, telles que l'hystérie, l'hypocondrie, la tuberculose, et, en première ligne de toutes, la chloro-anémie.

Une mention toute spéciale aussi pour la diathèse goutteuse : goutte et affections de l'estomac devant dans bien des cas être placées dans la même classe.

On a dit que la gastralgie n'avait pas de cause directe ; je n'hésite pas à avancer, en réponse à cette affirmation, que c'est là une véritable erreur. Le surmenage intellectuel, les soucis, les chagrins prolongés sont des facteurs suffisants.

Cette maladie frappe surtout la jeunesse et l'adulte ; on l'observe plus fréquemment chez la femme que chez l'homme, dans les villes que dans les campagnes.

Tous les côtés de l'affection que nous venons de décrire sont intéressants, c'est pourquoi nous avons cru devoir aujourd'hui en entretenir nos lecteurs.

Connaître l'origine de la maladie, c'est en connaître le traitement. Des résultats heureux seront acquis, peut-être avec difficulté, mais dans tous les cas très sûrement, à la condition que non seulement on s'attache à traiter l'accès, mais encore et surtout la cause première de ces accès. Il faut, disons-le pour plus de clarté, traiter plutôt le *gastralgique* que la *gastralgie*.

Contre l'accès lui-même on emploiera les narcotiques, opium à l'intérieur pris sous forme de 5 à 10 gouttes de laudanum de Sydenham dans un peu d'eau sucrée, ou bien sous forme de potion ou de pilules ; on peut également au moment des crises donner une cuillerée à café de la mixture suivante (Orosi).

Acétate de morphine. . .	10 centigrammes.
Sucre blanc	5 grammes.
Eau.	40 grammes.

Lorsque les accès se renouvellent fréquemment, on peut avoir recours aux pilules suivantes (Delarue).

Extrait d'opium.	6 milligrammes.
Safran de mars apéritif. .	12 milligrammes.
Magnésie calcinée.	28 milligrammes.
Sirop de gomme	Q. s.

Pour une pilule.

Deux de ces pilules chaque jour, la première deux heures avant le déjeuner, la deuxième trois heures avant le diner.

Lorsque l'accès s'accompagne de vomissements, on fera sucer au malade de petits morceaux de glace ; on appliquera au niveau de la région stomacale un sac rempli de glace pilée.

L'ULCÈRE DE L'ESTOMAC

Lorsque l'on pratique fréquemment des autopsies, il n'est pas rare de rencontrer des *ulcères simples* de l'estomac chez des individus qui, pendant leur vie, n'avaient présenté aucun symptôme de cette maladie. Souvent aussi nous nous trouvons appelés auprès de certains sujets, qui, forts, robustes, bien portants, ou du moins, paraissant l'être, viennent d'être foudroyés soit par une péritonite suraiguë, soit par un vomissement de sang. Ces sujets doivent la mort à un *ulcère de l'estomac*.

Heureusement et malheureusement tout à la fois, ce ne sont pas là les formes les plus fréquentes de la maladie ; le plus communément, celle-ci s'annonce par des troubles digestifs variés, troubles ne différant guère de ceux qu'occasionne une gastrite chronique par exemple ; certains malades éprouvent des flatulences, des pyrosis, du ptyalisme.

Cet état se prolonge plus ou moins longtemps, on n'y fait pas grande attention tout d'abord, mais bientôt surviennent quelques nausées, quelques vomissements le matin ; le malade ne s'en préoccupe toujours pas ; quand tout à coup, sans cause aucune, il constate avec terreur dans ses vomissements *la présence du sang*.

Il vient nous consulter alors, mais hâtons-nous de le dire, ce n'est déjà plus un *dyspeptique*, un homme qui *souffre de l'estomac*, c'est un homme réellement et gravement malade. Interrogeons-le : il nous apprendra que sa douleur est cruelle ; elle est pour nous, médecins, absolument caractéristique. Siégeant toujours au niveau du creux de l'estomac, elle peut s'irradier vers les parties voisines, mais quoi qu'il arrive, le point douloureux *culminant* est à peu près le même pour tous les malades ; ces derniers la comparent à un véritable coup d'épée qui traverserait la poitrine de part en part. Cette douleur est vive, brûlante, sourde quelquefois, sujette à des exacerbations ; elle s'exagère considérablement après le repas ; les malheureux patients peuvent se tordre au moment de la digestion dans de véritables convulsions. Bientôt les vomissements dont nous avons parlé changent de caractère, le malade arrive petit à petit à rendre à peu près tout ce qu'il prend.

Absolument à jeun, il rendra des matières bilieuses, tenant au catarrhe chronique de l'estomac ; presque toujours les vomissements seront constitués par un sang rouge, abondant, tenant à une véritable hémorrhagie de l'estomac ; le sujet à ce moment pâlit, les téguments prennent une teinte blanche mais, malgré tout cela, il n'a jamais l'aspect d'un individu qui a un cancer de l'estomac. Ce point est capital au point de vue du diagnostic, et Dieu sait si celui-ci est important. En effet, cet homme, possesseur d'une des maladies les plus terribles que nous puissions observer, pourra cependant guérir s'il est traité convenablement.

Quelle est donc l'origine d'une pareille affection ? Nous devons incriminer ici toutes les causes qui peuvent agir d'une façon nocive sur l'appareil digestif : l'abus du tabac, l'abus des boissons alcooliques, des aliments épicés, la mauvaise nourriture, etc., etc., toutes les causes en somme qui développent la dyspepsie, mais il faut bien se le dire, nous sommes presque tous plus ou moins dyspeptiques, nous nous trouvons par conséquent plus ou moins exposés à l'ulcère de l'estomac. A Paris, les travailleurs du corps et les travailleurs de l'esprit souffrent tous de l'estomac, et ceci pourquoi ? C'est que nous ne nous trouvons jamais dans les conditions hygiéniques nécessaires, pour pouvoir, qu'on me permette le mot, qui est le seul juste, *bien digérer*.

Le tableau que je viens de tracer est peut-être plus sombre en apparence qu'en réalité. L'ulcère de l'estomac est, il est vrai, une maladie grave, très grave même, mais presque toujours guérissable, à la condition cependant que l'affection n'ait pas été méconnue dès le début, à la condition aussi que les personnes atteintes ne se soient pas décidées à avoir recours au médecin qu'au moment où les lésions sont déjà considérables.

La simplicité même du traitement est d'ailleurs presque une garantie de son efficacité.

Le régime lacté le plus absolu donne des résultats réellement merveilleux. Le lait doit être pris par petites doses. Il sera préalablement tiédi au bain-marie, son emploi devra être prolongé non seulement pendant des semaines, mais encore pendant des mois.

Pour calmer les douleurs si violentes qui accompagnent l'ulcère, on fera usage de la morphine en injections hypodermiques.

Les vomissements seront arrêtés au moyen de la glace intus et extra.

Lorsque la maladie paraît marcher vers la guérison, les plus grandes précautions doivent être prises. Les aliments ne devraient être donnés que par tâtonnements, etc.

LE CANCER DE L'ESTOMAC

Je me propose maintenant de parler du *cancer* de l'estomac, affection beaucoup plus grave que la précédente.

C'est une maladie malheureusement très fréquente ; en effet, son influence sur la mortalité générale serait pour Marc d'Espine de deux et demi pour cent ; elle entrerait, d'après Brinton, pour un tiers dans le relevé des diverses localisations cancéreuses.

Je ne m'arrêterai que fort peu de temps sur les causes.

Disons que le maximum de fréquence se trouve entre 45 et 70 ans ; on n'observe pour ainsi dire jamais le cancer dans l'adolescence ; on en a cependant constaté quelques cas. L'homme serait plus souvent frappé que la femme ; dans une intéressante statistique, comprenant 784 cas, Brinton a noté le cancer 440 fois chez les hommes et 344 fois chez les femmes.

On a cité comme causes directes : les chagrins, les préoccupations morales, l'hypocondrie, la mélancolie, etc. Je m'élève bien haut contre une pareille opinion. La proposition doit être renversée : comme tout cancer débute par un état dyspeptique et que les troubles moraux sont à peu près inséparables de cet état, on s'est empressé bien à tort de prendre pour la cause ce qui n'était que l'effet.

Les lésions de l'estomac même anciennes ne sont jamais

une cause directe de cancer, tout au plus sont-elles un point d'appel de la maladie du côté de cet organe, car que l'on me pardonne l'expression : *n'a pas un cancer qui veut* ; il faut y être prédisposé.

L'hérédité joue le rôle principal, pour ne pas dire unique dans la production de tous les cancers. On a incriminé sans preuve suffisante, les contusions, les coups portés au niveau de la région stomacale. Ce ne sont là que de pures hypotèses qui ont malheureusement contre elles toutes les observations scientifiques.

La maladie s'annonce par un état dyspeptique (altération de l'appétit, renvois fréquents, pituites, mauvaises digestions, etc., etc.). Cet état peut se prolonger pendant un temps assez long, pendant plusieurs années par exemple ; l'affection suit presque toujours une marche plus rapide. Au bout de quelques mois, l'individu maigrit, pâlit, perd ses forces; c'est à ce moment que les véritables signes fournis par le cancer deviennent réellement appréciables.

Les troubles digestifs s'accentuent d'une façon inquiétante. A la gêne qu'éprouve le malade au niveau de la région stomacale font suite des douleurs quelquefois fort vives, mais qui ne se localisent jamais en certains points, comme nous l'avons fait remarquer à propos de l'ulcère. Bientôt apparaissent les vomissements qui fourniront au médecin des signes précieux pour le diagnostic. Ceux-ci se produisent soit à jeun, soit après l'ingestion des aliments.

Le temps qui s'écoule entre le moment où ceux-ci sont absorbés et celui où ils sont rendus, permet quelquefois de reconnaître la portion d'estomac qui est occupée par la tumeur. Ils se renouvellent plus ou moins fréquemment, souvent d'une façon presque constante ; les choses peuvent en rester là pendant un certain temps quand tout à coup les vomissements changent de caractère : au milieu de ce qui les compose on remarque une matière noirâtre que l'on a comparée à de la *suie*, à du *marc de café ;* cette matière est presque un signe pathognomonique du cancer de l'estomac, elle est en effet constituée par un suintement sanguin presque continuel qui a lieu au niveau de la tumeur. Celle-ci est d'ailleurs à ce moment presque toujours appréciable au toucher.

Elle siége au niveau de la région épigastrique ; son volume varie depuis celui d'un œuf de pigeon, jusqu'à celui d'une grosse orange et même davantage. Chez les sujets très amaigris, on la voit se dessiner à la surface de l'abdomen ; cette tumeur est dure, elle est douloureuse au toucher.

A l'aide de la palpation, le médecin peut facilement la délimiter, reconnaître ses formes, voir si elle n'occupe que l'estomac, ou bien si, par contre, elle a envahi les organes voisins ; on comprend donc l'importance d'un pareil examen.

L'état général s'altère en raison des progrès de la tumeur, l'amaigrissement devient de plus en plus notable, les forces diminuent, les tissus se décolorent, la peau prend la teinte *jaune paille* caractéristique de toutes les affections cancéreuses ; le malade tombe dans un véritable état de cachexie, précurseur d'une mort prochaine. Celle-ci peut également être due à des accidents concomitants tels qu'une phlébite, une perforation de l'estomac, etc.

La durée totale de la maladie est assez variable ; il existe, sans nul doute, des cancers à marche lente et des cancers à marche rapide. La durée moyenne varie entre 12 et 18 mois environ.

La mort en est toujours comme on a pu le voir, fatalement la conséquence.

Les malades ne doivent cependant pas être abandonnés ; le médecin a encore beaucoup à faire : en portant son attention sur chaque symptôme pris en particulier, il pourra tout en n'amenant pas la guérison, apporter, et c'est encore là une belle tâche, un soulagement à ces malheureux.

On soutiendra leurs forces au moyen de jus de viande, d'œufs délayés dans du bouillon, de poudres de viandes mélangées avec des matières féculentes.

On arrêtera les vomissements avec de la glace ; lorsqu'il y aura intolérance complète de l'estomac pour les aliments on fera usage de lavements nutritifs, etc.

L'ICTÈRE

L'ictère, vulgairement appelé *jaunisse*, est un état pathologique caractérisé par la présence de la bile dans le sang ; il se traduit par la coloration jaune de la peau et des muqueuses ainsi que par l'apparition du *pigment biliaire* dans les différents liquides de l'économie : Urine, sueurs, larmes, etc...

La coloration jaune débute par le visage et surtout par les conjonctives et la muqueuse sublinguale, de là elle s'étend aux régions temporales, au nez, finalement, à toute la surface cutanée. Celle-ci est bientôt le siège d'une démangeaison des plus caractéristiques, qui constitue à peu près le seul symptôme douloureux de la maladie. Si l'on examine l'urine, on constate que celle-ci est épaisse, rare, de couleur *acajou ;* mais là ne se bornent pas tous les phénomènes dus à la présence dans le sang des principes de la bile ; en effet, les matières fécales sont décolorées, les conctractions du cœur sont ralenties, le pouls peut tomber à 40 et même 35 pulsations : la langue est blanche, la soif vive, le malade se trouve dans un véritable état gastro-intestinal dont la marche, la durée et la terminaison sont sous la dépendance des maladies qui l'ont produit.

La jaunisse n'est pas, à proprement parler, une maladie ayant son évolution propre, et toujours la même, c'est plutôt un grand symptôme clinique commun à plusieurs états morbides fort distincts les uns des autres. C'est sur ces derniers que nous allons maintenant attirer l'attention de nos lecteurs.

L'ictère s'observe toutes les fois qu'il existe un obstacle quelconque sur le trajet des voies billiaires ; en première ligne de ces obstacles doivent être rangés les *calculs*, qui sont eux-mêmes la cause de la *colique hépatique*, affection sur laquelle nous ferons une étude plus complète dans l'article suivant ; on a vu quelquefois des vers intestinaux s'engager dans le canal cholédoque (l'un des canaux excréteurs du foie) ; certaines altérations des organes voisins (pylore, intestin, péritoine) peuvent comprimer ce canal et être ainsi une cause de la maladie.

Dans une seconde catégorie nous placerons les jaunisses qui sont sous la dépendance des lésions du foie, c'est ainsi que la congestion de cette glande, l'hépatique aiguë, l'hépatique diffuse (ictère grave), les tumeurs (kystes, cancers) sont autant de causes de jaunisse et cela par le fait de la compression plus ou moins accidentelle exercée sur certains conduits vecteurs de la bile.

A la troisième classe appartient cette variété d'ictère ne survenant que dans le cours d'affections générales graves telles que les fièvres palustres, l'infection purulente. Ne constitue-t-il pas le symptôme capital de la fièvre jaune ; on l'a vu accompagner la pneumonie, la pleurésie, les érysipèles, les brûlures survenues à la suite de plusieurs empoisonnements tels que les empoisonnement par le phosphore, le chloroforme, l'éther, l'alcool ; les personnes contaminées par le venin des serpents à sonnettes meurent avec une coloration jaune des téguments.

Il nous reste maintenant à étudier la variété, sinon la plus intéressante, du moins la plus fréquente, nous voulons parler de la jaunisse se produisant à la suite d'une émotion morale plus ou moins vive, fait qui est à peu près connu de tout le monde, la peur en est la cause la plus directe. Un auteur a cité l'observation de deux jeunes gens qui, à la suite d'une querelle, mirent l'épée à la main. L'un deux, sur le terrain, devint jaune subitement ; effrayé de ce phénomène, le second laissa tomber son arme. Pour mon compte personnel , j'ai eu tout dernièrement à donner mes soins à un homme de trente ans environ qui, attaqué par des rôdeurs, le soir, en rentrant chez lui, avait été tout à coup atteint d'une jaunisse qui fut assez grave, d'ailleurs. Il n'y a certainement pas un seul de mes confrères qui ne puisse trouver dans sa clientèle plusieurs cas de ce genre. Il est très probable que l'on doit invoquer surtout un trouble du côté du système nerveux biliaire.

Pour être complet, nous mentionnerons une forme toute spéciale qui n'attaque que le nouveau-né ; il est fréquent, en effet, de voir la peau quelques heures après la naissance prendre une teinte jaunâtre. La cause de cette coloration est encore peu connue aujourd'hui ; elle est dans la plupart des cas assez peu grave. On l'a attribuée au méconium, à un catarrhe de l'intestin et des voies biliaires ; dans certaines circonstances elle aurait coïncidé avec un érysipèle du cordon. Pour notre compte, nous pensons que cette jaunisse est surtout occasionnée par le froid ; le nouveau-né n'est-il pas exposé à toutes les causes possibles de refroidissement, que ce dernier soit produit par les lavages, les bains, soit même par l'air extérieur ; cette action pouvant amener une congestion de la glande hépatique et par suite une augmentation de la sécrétion biliaire.

Nous ne citerons que pour mémoire une variété d'ictère signalée dans ces dernières années par Gübler, ictère qui ne serait plus sous la dépendance du foie, mais sous la dépendance d'une altération spéciale du sang : c'est l'ictère *hémaphéique* ou *hématique*. Cette théorie est aujourd'hui presque abandonnée.

La terminaison de l'ictère varie naturellement, comme nous l'avons dit au début, selon les causes qui l'ont produit. C'est ainsi, pour ne citer qu'un exemple, que l'ictère spasmodique ou par émotion morale, pourra guérir assez rapidement. Par contre, l'ictère dû à un cancer du foie se prolongera pendant le peu de temps que le malade aura à vivre. Nous ne citons à dessein que ces deux cas extrêmes.

L'ictère, en résumé, suivra, sous le rapport de la marche, l'évolution que lui commandera la maladie dont il n'est que le satellite.

Ceci nous amène à dire qu'au point de vue du traitement, ce ne sera pas contre la coloration jaune qu'il faudra diriger les moyens thérapeutiques, mais bien contre la cause de cette coloration; c'est elle qui mettra le médecin sur la voie de la maladie première qu'il devra soigner.

Dans le public, on s'imagine volontiers qu'une jaunisse n'est *rien* ou *presque rien*, on attend et malheureusement, ici comme ailleurs, le temps perdu ne se rattrape jamais. Si nous avons pu démontrer à nos lecteurs que la jaunisse est toujours une affection sur laquelle l'attention du médecin est nécessaire, nous aurons fait, nous en sommes convaincu, une œuvre utile.

COLIQUE HÉPATIQUE

Sous ce terme, on range un ensemble de phénomènes douloureux causés par la présence dans les canaux cystique ou cholédoque, de calculs biliaires.

Tout le monde a entendu parler de ces horribles crises; elles sont connues, nous ne voulons pas en faire une description nouvelle. Dans le public on les considère volontiers comme exemptes de danger; il n'en est rien; en effet il n'est pas rare de voir la mort en être la conséquence; au moment de l'accès, une syncope peut tuer le malade; l'un des canaux biliaires peut se perforer; dans certains cas les canaux dont nous avons parlé tout à l'heure restent oblitérés par le calcul, d'où une série d'accidents des plus graves, ictère chronique, angiocholite, abcès du foie, etc. etc.

La colique hépatique (à toute chose malheur est bon) permet donc de diagnostiquer la *lithiase biliaire*. Le malade est averti; c'est à lui qu'il appartient de se soumettre à un traitement approprié.

Ce dernier se trouve compris dans ces trois propositions: 1° Calmer la douleur au moment de l'accès (injections de morphine. — Antipyrine à l'intérieur).

2° Faciliter l'expulsion du calcul; eau de Vichy; eaux diverses alcalines.)

3° Empêcher la formation de nouveaux calculs (régime extrêmement sévère, ni vin ni alcool; pas de café); les viandes blanches, le laitage, les fromages, le beurre, les œufs constitueront à eux seuls à peu près toute la nourriture.

Bière pendant les repas.

Le matin à jeun deux grands verres d'eau de Vichy (à une heure d'intervalle l'un de l'autre). Un grand verre de la même eau au milieu de l'après-midi. Exercices multiples.

CHAPITRE IX

MALADIES DE L'APPAREIL CIRCULATOIRE

Bien loin de nous l'idée d'embrasser dans ce chapitre, comme semble l'indiquer son titre, toutes les maladies de l'appareil circulatoire; en effet, il serait au moins bon en pareil cas de ne pas laisser de côté *toutes les maladies de cœur*, ce que nous n'avons pas hésité à faire, en établissant néanmoins une exception pour les *Palpitations*; le rétrécissement et l'insuffisance mitrales, les lésions aortiques diverses, l'atrophie, l'hypertrophie du cœur, les différentes variétés d'endocardites, les myocardites, etc. ne trouveront pas place ici, le caractère général du livre indique assez pourquoi.

Si nous avons cru devoir consacrer quelques lignes aux palpitations, c'est qu'elles constituent en effet, dans leur ensemble un phénomène qui n'est pas assez connu du public.

Comme on pourra s'en convaincre nous ne nous occuperons que de quelques affections du système circulatoire périphérique, dont les noms sont dans toutes les bouches, mais dont une connaissance plus complète ne peut être qu'utile.

PALPITATIONS

On donne le nom de palpitations à une exagération de la fréquence des battements du cœur.

Cette définition n'est pas complète, car il est rare que la force et le rhytme ne soient pas changés ; nous ne décrirons pas le phénomène *palpitations* pris en lui-même, bien des personnes le connaissent pour l'avoir éprouvé.

Elles peuvent être physiologiques ou pathologiques.

Les premières se produisent à la suite d'un exercice violent, de l'ascension d'un escalier, d'une marche rapide, etc.

Nous n'y insisterons pas davantage.

Les palpitations pathologiques sont liées à deux ordres de causes : tantôt, elles sont sous la dépendance d'une lésion cardiaque, tantôt elles tiennent à des causes autres dont nous allons parler.

On peut avancer, sans crainte, que toute affection cardiaque quelle qu'elle soit, donne lieu à des palpitations. C'est donc au médecin qu'il appartient d'en rechercher l'origine même (endocardite, myocardite, lésions diverses des orifices, maladies aortiques, compressions du cœur, lésions d'organes voisins agissant sur le muscle cardiaque).

Les palpitations appartenant à la seconde catégorie sont souvent d'origine nerveuse (toutes les causes agissant sur le système nerveux central ou périphérique peuvent les produire.) Les travaux intellectuels, émotion morale, chagrin, hypocondrie, excès vénériens, etc. Les maladies de l'estomac s'accompagnent également du phénomène que nous étudions. On voit par conséquent combien ce symptôme, qui pris en lui-même est peu sérieux, est important pour le malade et le médecin puisqu'il mettra ce dernier sur la voie d'une maladie, ou tout au moins d'un état pathologique dont, sans lui, il n'aurait pas soupçonné l'existence.

LA PHLÉBITE

On donne le nom de Phlébite à l'inflammation des *veines*. La plupart du temps la maladie prend naissance à la suite d'une lésion quelconque de ces vaisseaux, par exemple d'une opération pratiquée sur eux (cure prétendue radicale des varices, des hémorrhoïdes, etc.), ajoutons que les piqûres ou les plaies produites par des instruments malpropres peuvent également s'accompagner de phlébite ; de plus une veine en contact avec un foyer purulent ou putride a bien des chances pour devenir rapidement malade ; c'est ce qui explique la fréquence de la maladie chez les femmes en couches.

Certains états généraux, tels que la fièvre typhoïde, la

tuberculose, s'accompagnent parfois de la coagulation du sang veineux : le contenu finit par irriter le contenant, et bientôt on a à constater une véritable phlébite. Je n'ai en vue dans cet article que la *phlébite à marche aiguë ;* les varices, les hémorroïdes n'étant à proprement parler que des *phlébites chroniques.*

Les symptômes sont de deux ordres locaux ou généraux. Pour plus de clarté, choisissons un cas dans lequel l'inflammation de la veine succède à une plaie. Cette dernière prend tout d'abord un mauvais aspect, elle répand une odeur plus ou moins désagréable ; bientôt de son pourtour semblent partir un ou plusieurs cordons durs, la moindre pression exercée sur eux est la cause d'une véritable douleur, qui n'occupe tout d'abord que le trajet de la veine ; mais le malade ne tarde pas à éprouver dans tout le membre atteint une sensation de pesanteur et d'engourdissement, phénomènes qui s'expliquent facilement par la première manifestation locale de la phlébite, à savoir la coagulation du liquide qui circule dans la veine ; le cours de ce dernier se trouvant interrompu, il en résulte dans tout le territoire arrosé par le vaisseau malade, un excès de tension, qui se traduit par la transsudation de la partie la plus liquide du sang (œdème). Si l'on a affaire à une veine superficielle, tout peut se borner à des symtômes locaux ; mais si l'inflammation est plus sérieuse, le tableau symptômatique est véritablement effrayant ; il existe de la fièvre, des frissons, la température s'élève, les battements de cœur sont tumultueux, un pas de plus et ce ne sera plus contre une phlébite que l'on aura à lutter, mais bien contre l'*infection putride.*

En effet, que peut-il se passer ? La rougeur et la douleur vont disparaître peu à peu, la veine restera indurée pendant quelque temps encore, et tout rentrera dans l'ordre au bout de quelques jours, c'est là la terminaison la plus heureuse.

Il n'en est malheureusement pas toujours ainsi, alors la paroi veineuse suppure ; si le pus se collecte au pourtour de la veine, il est possible que l'on n'ait à observer que les symptômes d'un simple phlegmon, mais s'il tombe dans le torrent circulatoire, c'est l'*infection purulente* rendue inévitable.

Je passe ici, volontairement sous silence, les hémorrhagies et les gangrènes, qui ne sont trop souvent que des suites fâcheuses de l'inflammation des veines.

Le traitement de la phlébite est fort simple. Il est compris dans ces quelques mots. *L'immobilité la plus absolue* et la position du membre dans une situation favorable à la circulation veineuse.

Certains adjuvants peuvent être utiles, mais dans tous les cas on ne peut les employer qu'avec la plus grande circonspection.

LES VARICES

On désigne sous ce nom la *dilatation permanente* et *pathologique* des veines.

L'affection variqueuse peut exercer ses ravages sur toutes les veines de l'économie quelles qu'elles soient.

Certaines varices ont pris des noms particuliers ; telles sont, pour ne citer qu'un exemple, les varices des veines du rectum connues sous le nom d'*hémorrhoïdes*.

Les plus fréquentes, sont celles qui occupent comme siége le membre inférieur, nous les prendrons comme types de notre description. Les varices sont tellement répandues que nous ne croyons pas nous tromper en disant que sur cent individus, soixante-dix au moins sont en puissance de la diathèse variqueuse. Les causes de cette dernière sont variables : en première ligne, nous placerons la profession ; on les observe en effet d'une façon toute particulière chez les individus qui restent longtemps dans la station verticale, tels sont les bouchers (chez ces derniers on doit tenir compte en même temps de l'habitude qu'ils ont prise de *porter sur la tête*), les employés de magasin, les militaires, les garçons de recettes, les conducteurs d'omnibus, etc., en résumé toutes les professions gênant dans certaines régions la circulation du sang *en retour*. Ici un mot d'explication est nécessaire. Choisissons comme exemple le membre inférieur. Il existe dans l'intérieur de celui-ci, deux *courants sanguins* fort distincts l'un de l'autre :

un courant *artériel* et un courant *veineux*. Le premier *vient* du cœur, le second y *retourne*. Le sang contenu dans les artères est loin de ressembler au sang contenu dans les veines, de même les parois artérielles sont fort distinctes des parois veineuses ; ce point bien établi, on comprendra avec la plus grande facilité qu'un obstacle quelconque survenant sur le trajet du courant sanguin, interrompra ou bien le cours du sang artériel, ou bien le cours du sang veineux.

Nous avons parlé tout à l'heure de la station debout, et cela à dessein. Qu'arrive-t-il dans cette position. Le sang veineux a à lutter contre une double force : 1° la force produite par l'excès de tension du sang artériel dirigé de haut en bas ; 2° la force, ou si l'on préfère la difficulté qu'il a à vaincre, pour remonter, en se dirigeant de bas en haut jusqu'au cœur ; que ce sang veineux ne lutte pas d'une façon suffisante contre cet obstacle, il y aura une véritable *stase sanguine* : le *contenant* se laissera dilater par le *contenu*. Ce contenant (constitué par la paroi veineuse), chargé de présider à un travail au-dessus de ses forces deviendra *malade*, subira des altérations pathologiques. A ce moment, deux phénomènes se seront passés : *dilatation* d'abord, *altération* ensuite. C'est là, en effet, le vrai caractère de la maladie des veines que nous étudions sous le nom de *varice*.

Nous arrivons par suite à mentionner comme causes de varices toutes les compressions se produisant sur le trajet d'une veine quelconque. Certaines femmes, et même certains hommes, ont coutume de porter des jarretières au-dessous du genou. Cette habitude aussi ridicule que disgracieuse, est un moyen de production des varices chez les sujets prédisposés. Ces dernières, lorsqu'elles se produisent dans le cours de la grossesse, ne sont dues très probablement qu'à des compressions exercées par l'utérus gravide sur les veines du bassin ; certaines tumeurs peuvent également agir de la même manière ; il est des veines qui traversent des régions anatomiques dans lesquelles elles sont comme bridées, elles offrent alors une prédisposition toute spéciale pour la maladie que nous étudions. Deux des veines du membre inférieur se trouvent en particulier dans ces conditions.

Les varices s'annoncent par de la fatigue, de la lourdeur, des picotements, des crampes ; ces douleurs siègent surtout dans l'épaisseur des muscles, ceux du mollet en particulier. En palpant avec soin ces régions, on peut sentir des sortes de nodosités produites par la coagulation du sang dans les veines dilatées. A ce moment, rien n'est encore visible à l'œil. C'est qu'en effet, la maladie, comme l'a démontré le professeur Verneuil, débute toujours par les veines profondes. Si à ce moment, le malade a affaire à un observateur inattentif, l'affection passera inaperçue ; bientôt les veines superficielles deviennent plus grosses, le tronc principal forme une véritable tumeur allongée, molle, saillante, fluxueuse, de teinte bleuâtre. Cette tumeur augmente de volume dans la station verticale, diminue dans la position horizontale, elle est réductible par la pression. Lorsque les varices sont anciennes, on observe sur le trajet des précédents vaisseaux des sortes de renflements plus ou moins durs (*renflements variqueux*) ; lorsque la dilatation est plus ancienne encore, les capillaires veineux sont pris à leur tour. On constate alors à leur niveau de véritables petites tumeurs formées par l'accolement les uns aux autres de vaisseaux dilatés et malades ; on les a comparées avec juste raison à des amas de sangsues entrelacées (*tumeurs variqueuses*).

Les varices ne sont pas, à proprement parler, une maladie grave. La difformité, tel est leur principal inconvénient du moins dans la classe aisée de la société, mais chez les ouvriers par suite du travail, de la station debout, des mauvaises conditions physiologiques, elles peuvent donner lieu à des accidents sur lesquels nous allons nous arrêter un instant.

En première ligne, nous citerons l'*inflammation* des téguments (peau, tissu cellulaire), inflammation qui, dans certains cas, est assez vive pour déterminer un phlegmon diffus ; la *phlébite* avec tous ses dangers, la *thrombose*, peut être la plus grave des complications (n'est-ce pas elle, qui produit l'*embolie*, par conséquent la mort subite), les hémorrhagies qui, malgré l'opinion ancienne de Petit, déterminent souvent la mort. Ces hémorrhagies s'arrêtent, hâtons-nous de le dire, dans bien des cas assez facilement ; nous citerons enfin les ulcères variqueux qui malgré leur apparente gravité guérissent facilement, sous l'influence d'un traitement approprié.

Tous les moyens ont été proposés pour guérir les varices. Le traitement purement palliatif consiste surtout dans le repos, la compression plus ou moins uniforme exercée au moyen d'un bas élastique. Pour mon compte personnel, je me méfie un peu de ce moyen. Pour être réellement utile, il faut que cet appareil réunisse certaines conditions, on ne saurait donc trop surveiller son application.

Le traitement curatif, entièrement du domaine chirurgical, consiste surtout dans la destruction d'une portion de la veine : extirpation, résection, section, ligature, cautérisation, isolement simple et d'autres procédés ont pour but l'oblitération de la partie atteinte, tels sont : la suture, la galvano-puncture, les injections coagulantes, etc.

Si maintenant nous jetons un coup d'œil sur eux, on voit que beaucoup peuvent amener une guérison, mais amèneront-ils une guérison durable ? L'expérience prouve le contraire. Aux varices guéries succèdent presque toujours de nouvelles varices.

D'un autre côté, le traitement curatif expose le malade à des accidents fort graves.

Comme conclusion, je suis d'avis qu'il ne faut pratiquer la cure radicale des varices que dans les cas d'absolue nécessité.

Le plus souvent, il sera possible d'obvier à la gêne dont elles sont l'origine, par quelques soins et un peu d'attention.

HÉMORRHOIDES

On donne le nom d'*hémorrhoïdes* aux varices des veines hémorrhoïdales ; c'est je crois, la définition la plus simple que l'on puisse donner de ce mot.

Dans l'étude de cette question, trois points sont dignes d'intérêt : 1° la fluxion hémorrhoïdale ; 2° la tumeur hémorrhoïdale ; 3° le flux hémorrhoïdal.

Presque toujours les malades porteurs d'hémorrhoïdes, ont éprouvé pendant quelque temps une sensation de poids, une sorte de lourdeur au niveau de l'anus ; ils n'y prêtent naturellement aucune attention ; quand tout à coup à la suite d'une fatigue quelconque ou d'un exercice immodéré, la région devient très douloureuse ; ils y portent la main et constatent ainsi la présence d'une ou plusieurs petites tumeurs.

Les choses ne se passent pas toujours de cette façon, car les hémorrhoïdes peuvent être *internes* et passer ainsi absolument inaperçues, à moins qu'un médecin ne se soit assuré de leur présence en pratiquant le *toucher rectal.*

Inutile de dire qu'un pareil état entraîne à sa suite une certaine constipation ; la défécation est horriblement douloureuse, tout particulièrement au moment des *fluxions hémorrhoïdaires.*

Souvent tout disparaît dans l'intervalle de ces dernières ; plus tard lorsque les hémorrhoïdes sont anciennes, elles revêtent la forme de petites élevures indolentes siégeant au pourtour de l'anus.

Les hémorrhoïdes, par suite des fluxions dont elles sont le siége quelquefois périodiquement, laissent échapper à certains moments une quantité de sang assez considérable (flux hémorrhoïdal).

Lorsque les hémorrhoïdes internes s'enflamment, en même temps que le tissu cellulaire qui les avoisine, on a affaire à un symptôme répugnant, *les hémorrhoïdes blanches ou leucorrhée anale.*

L'affection, généralement bénigne, est néanmoins quelquefois la cause d'abcès, et même de perforation intestinale, accident fort rare d'ailleurs.

Nous ne parlerons des causes que pour dire que l'influence locale est de peu d'importance ; on a prétendu que le séjour prolongé sur des fauteuils capitonnés n'était pas sans danger ; que les hémorrhoïdes atteignaient les personnes appartenant à des professions sédentaires, tout cela est juste dans une certaine mesure. Mais les grandes causes sont l'hérédité et l'arthritisme. Le *tempérament* en un mot.

Que n'a-t-on proposé pour guérir radicalement toutes ces tumeurs ; je tiens à passer en revue quelques moyens chirurgicaux ; tout en ne cachant pas que je suis loin de leur donner ma modeste approbation.

La *compression* au moyen de suppositoires appropriés est difficile à bien mettre en pratique.

L'*incision* n'amène généralement qu'un soulagement momentané.

La *cautérisation* a été très en vogue autrefois. Le procédé d'Amussat (pince cannelée et caustique de Vienne a été fort suivi).

La *ligature* paraît être sans danger, mais est un procédé long, *écrasement linéaire,* méthode dite de Chassaignac.

Dans tous les cas, on doit établir en principe que toutes ces opérations sont loin d'être exemptes de dangers (phlébite, abcès, rétrécissements du rectum, etc.), c'est pourquoi aujourd'hui on ne traite presque jamais chirurgicalement les hémorrhoïdes.

Les soins généraux suffisent pour rendre tolérable ce qui n'est pas, à proprement parler, une maladie, mais une infirmité désagréable. (Purgatifs fréquents, lavements froids, ablutions périnéales froides ; station assise sur des chaises non rembourrées, traitement général de l'arthritisme).

LA GANGRÈNE

On désigne en médecine sous le nom de *gangrène* (d'un mot grec qui signifie : *je dévore*) la cessation de la nutrition dans une partie quelconque du corps ; elle est caractérisée comme symptômes principaux par la perte dans toute la partie gangrénée du mouvement et du sentiment, en résumé *de la vie :* au point de vue général, on comprend dans son évolution trois phases distinctes :

1° une période de *mortification ;* celle-ci se traduit par changement de couleur qui varie d'ailleurs selon les parties atteintes ; la température s'abaisse, la main de l'observateur perçoit à ce moment une sensation de froid, une véritable sensation *cadavérique.* En même temps, durant presque toute cette première période, le malade éprouve des douleurs fort vives. Bientôt la scène change ; non seulement les douleurs disparaissent, mais il n'existe plus la moindre sensibilité. Les parties malades prennent un aspect caractéristique qui varie selon qu'elles sont dures, sèches, raccornies (*gangrène sèche*), ou tuméfiées et imbibées de liquide (*gangrène humide*). Pendant ce temps toutes les fonctions de la partie malade ont été plus ou moins abolies.

Bientôt, nous entrons dans une deuxième période ou période d'*élimination des eschares :* un autre tableau va se dérouler, les régions malades irritant les parties saines avec lesquelles elles sont en contact, il en résulte une véritable inflammation, se caractérisant par une zone rouge qui s'arrête brusquement au niveau de l'eschare, mais qui se prolonge aussi du côté des secondes. Cinq à six jours après, il s'établit à ce niveau un véritable sillon (*sillon d'élimination*) ; il ne reste plus à la parties mortifiée qu'à tomber ; cette chute a lieu au bout de dix à quinze jours, lorsque les parties molles ont été seules atteintes ; si le squelette a été touché, l'élimination se fait attendre plusieurs mois. Malheureusement, ce travail, qui est un véritable *travail de guérison* s'accompagne quelquefois d'hémorrhagie et d'accidents très graves.

Lorsque les choses se passent pour le mieux, on n'a plus affaire qu'à une plaie qui se cicatrisera (3° période ou *période de cicatrisation*) comme une plaie ordinaire.

Pendant ces trois périodes, l'état général a présenté des altérations qui varient selon la nature et le siège de la gangrène.

Les causes sont fort variables ; c'est ainsi qu'une contusion violente portée sur un point quelconque du corps peut anéantir toute nutrition au niveau de ce point ; c'est ce qui arrive, par exemple, dans les plaies, par armes à feu. Supposons un individu frappé par une balle de fusil ou de revolver : dans les premiers jours, la blessure paraît presque insignifiante, mais au bout d'une dizaine de jours, tout change de caractère : la balle détermine autour d'elle cette zone de mortification dont nous avons parlé tout à l'heure. Son étendue est en raison directe de la force de projection de la balle.

La gangrène survient très fréquemment dans une partie de membre comprimée ; dans les fractures du bras, si le chirurgien n'examine pas son malade tous les deux ou trois jours, il risque fort d'avoir à constater le sphacèle de la partie de membre trop serrée par l'appareil ; nous citons ce fait à dessein car il est très fréquent. C'est dans cette catégorie que nous devons ranger les eschares qui surviennent au sacrum, au talon à la suite de maladie grave, à la suite d'un séjour prolongé au lit. Cette dernière variété tient non seulement à la compression proprement dite; mais encore à l'altération générale de la santé, aboutissant à un manque de vitalité des tissus. L'eschare (partie mortifiée) peut, une fois qu'elle est éliminée, laisser voir au-dessous d'elle l'altération des os (carie, nécrose).

Bien des gangrènes sont produites par les caustiques ; tels sont, pour n'en citer que quelques-uns au hasard, l'acide nitrique, le nitrate d'argent, le chlorure de zinc, etc.

Dans d'autres cas, la gangrène s'observe tantôt à la suite d'une élévation considérable de la température, tantôt, au contraire, à la suite d'un abaissement de cette dernière : telles sont les brûlures, les gelures, les froidures, etc.

Il existe également certaines variétés de gangrène en rapport avec des maladies graves qui pourraient prendre dans bien des cas l'appellation d'*états gangréneux ;* tel est par exemple le diabète. Chez un diabétique, on voit fréquemment un simple furoncle, une inflammation quelconque de la peau devenir le point de départ d'une gangrène dont la gravité est subordonnée à l'étendue de la partie mortifiée ; la fièvre typhoïde, les fièvres graves, l'infection putride sont autant de causes qui favorisent son apparition.

L'empoisonnement par le *seigle ergoté* se traduit aussi par du sphacèle siégeant aux membres inférieurs.

Il nous reste à décrire maintenant une troisième classe de gangrène : elle n'est certainement pas la moins importante : nous voulons parler des mortifications cellulaires absolument spontanées. La plupart sont sous la dépendance d'altérations plus ou moins chroniques du système circulatoire. A cette classe appartient la *gangrène sénile* ou gangrène des vieillards. Elle frappe surtout les extrémités ; le malade ressent soit au niveau des pieds, soit au niveau des mains des douleurs vives, s'accompagnant de fourmillements, de crampes. Bientôt la peau devient froide, pâle, décolorée. Au bout d'un certain temps, toute la partie malade devient complètement insensible. Au-dessus d'elle, il s'établit comme précédemment un véritable sillon d'élimination. Malgré cela, la région mortifiée ne tombe pas d'elle-même, vu la présence du tissu osseux; on comprend l'état que présentent toutes ces parties *mortes* pour ainsi dire, et rattachées aux parties saines par un os plus ou moins altéré. Cette gangrène tient très certainement à une maladie des vaisseaux : pendant toute son évolution, les battements des artères ne sont-ils pas disparus bien au-dessus des régions sphacélées ?

On a observé des gangrènes multiples survenant par le fait de certaines maladies du cœur. Le cadre de ce journal ne nous permet pas d'entrer, à ce sujet, dans des digressions peut-être un peu scientifiques.

Pour être complet, nous ne citerons que pour mémoire, vu son peu de fréquence, une gangrène toute spéciale connue sous le nom de *gangrène symétrique des extrémités.*

Il n'existe pas, à proprement parler, de traitement spécial de la gangrène. Il s'agit en résumé, d'une mort partielle. Le but de tout praticien devra être tout d'abord de la prévenir dans les états qui peuvent en être l'origine. Lorsqu'elle est en pleine évolution, en même temps qu'il devra la traiter comme une plaie ordinaire, ses soins se porteront sur l'état général, car c'est surtout ici qu'il faudra penser au terrain ; enfin, dans bien des cas, il s'agira, au moyen de certains procédés purement chirurgicaux de pallier aux infirmités, aux accidents dont la gangrène peut être l'origine.

CHAPITRE X

DES HERNIES

On donne le nom de *Hernie intestinale* à toute irruption de l'intestin en dehors de la cavité dans laquelle il est contenu. Si les enveloppes de l'intestin sont très solides, il n'en est pas moins vrai que les hernies sont plus que fréquentes. Pourquoi ? On sait que le péritoine est une membrane séreuse, c'est-à-dire une membrane formant une cavité sans ouverture, malgré cela elle laisse passer certains organes ; c'est ainsi qu'à la *région inguinale,* le péritoine permettra en l'accompagnant dans sa marche, la sortie du *cordon inguinal ;* il laisse également passer par un orifice appelé *orifice crural,* les vaisseaux fémoraux (l'artère et la veine fémorale, ainsi que les nerfs les accompagnant). On comprendra facilement que ce sont des ouvertures trop bien tracées pour que l'intestin ne tente pas de s'y engager. Le péritoine les ferme, il est vrai, mais à ce niveau il est beaucoup plus faible, et ne tend qu'à se laisser déprimer par l'intestin. C'est ce qui fait qu'il y a deux variétés de hernies : la *hernie inguinale,* la *hernie crurale.*

Je ne veux pas parler des symptômes inhérents à chaque espèce de hernie, tout cela est du domaine médical ou chirurgical ; chaque fois que l'on suppose être atteint de hernie, il faut aller au plus vite demander l'avis d'un médecin ; en effet, on doit opposer à cette irruption en dehors de l'intestin, une *barrière.* Cette barrière, tout le monde la connaît, c'est le *bandage.*

Mais ici, une réflexion ; j'ai vu dans ma vie, sans exagération aucune, des milliers de hernies, presque toujours les malades qui se présentaient à moi, avaient des hernies anciennes et portaient un bandage.

Il est malheureux de s'avouer que ce bandage remplit presque toujours mal son rôle, et cela par la faute du sujet qui en est porteur. En effet, qu'arrive-t-il le plus communément; on suppose avoir une hernie, on va trouver soit un bandagiste, qui n'en connaît pas le premier mot, soit un pharmacien qui n'en connaît pas davantage, soit un charlatan ou un empirique ce qui est *pire* encore; la réponse est toujours la même: *il faut un bandage*, on court bien vite l'acheter, on se l'applique immédiatement, et l'on sort de la boutique absolument content.

Un bandage est destiné à empêcher de *sortir* l'intestin ; or, cet intestin est toujours sorti, sans cela il n'y aurait pas de hernie, il faut donc prendre la peine de le *rentrer*, et cette petite opération, que le malade peut faire lui-même, demande quelques leçons et voici pourquoi on observe souvent ce qu'on appelle la pathologie de la hernie : l'*inflammation* et l'*engouement*.

Je laisse ici de côté l'*étranglement herniaire*, bien que cette complication si grave prenne souvent son origine dans les causes sus-énoncées.

En résumé, la plus grande circonspection dans l'emploi du bandage, voici ce dont on doit être convaincu d'une façon absolue.

Je ne veux pas terminer sans dire un mot de la *hernie ombilicale* des enfants qui inquiète tant les mères, et qui n'est *absolument rien*. Elle est de la plus grande fréquence, trouve son explication dans l'embryogénie, et guérit presque toujours seule. On a inventé bon nombre d'appareils pour obtenir sa contention ; *pas un*, je souligne avec intention ce mot, ne remplit le but. Le plus simple, est un petit tampon d'ouate appliqué au niveau de la tumeur, tampon qui sera maintenu au moyen d'une bande de toile. Ce moyen très simple est suffisant pour empêcher la hernie de se développer outre mesure, et permettre que la guérison spontanée se fasse avec l'âge.

CHAPITRE XI

MALADIES DE L'APPAREIL GÉNITAL DE LA FEMME

On s'étonnera peut-être de voir réunie dans ce chapitre toute une branche (l'une des principales certainement) de la médecine tout entière, la *Gynécologie*. Ceci s'explique aisément : il n'est pas possible de décrire des lésions d'un organe, dont bien forcément nos lecteurs ne connaissent ni la structure, ni la constitution même grossière, ni les rapports : et cela d'autant plus que les lésions sont à tel point multiples qu'il faut pour les reconnaître, pratiquer soit le *toucher*, le *palper*, soit l'*examen direct*.

On suivrait une mauvaise voie, si l'on essayait de tracer même une courte description de chacune d'elles ; je me contenterai de dire en quelques mots, comment débutent, par quels symptômes s'annoncent les plus fréquentes de toutes les maladies de la femme, la *Métrite*, par exemple. Est-ce qu'il existe seulement une métrite comme le croit le vulgaire ? Certes non. Ses variétés sont infinies, pas une n'est passible du même traitement ; pour les reconnaître, l'examen direct est indispensable.

On se sert pour pratiquer ce dernier d'un instrument appelé *Spéculum ;* il y en a de toutes les formes et de toutes les dimensions ; le plus usité est celui de Ricord, il est simple, mais encombrant, d'une forme peu commode pour bien des raisons.

Celui de Cusco, qui est portatif, cause presque toujours une vive douleur au moment de son introduction ; c'est une sorte de levier, par conséquent, il faut pour le manier une certaine légèreté de mains que ne possèdent pas toujours les débutants. Autrefois on se servait du spéculum dit de Fergusson ; il est, vu ses nombreux inconvénients, laissé à peu près de côté aujourd'hui ; je ne voudrais pas ici plaider trop *pro domo mea*, mais je ne puis passer sous silence un nouveau modèle inventé tout récemment par l'auteur de ce livre ; on en comprendra facilement le mécanisme en jetant les yeux sur la figure placée à la fin du chapitre. Il est simple, pour ainsi dire automatique, et n'exige dans son maniement que l'emploi d'une seule main. A mon sens il rendra très certainement de grands services.

Bien des femmes, pour des raisons dont nous n'avons pas ici à tenir compte, retardent de jour en jour le moment de cet examen, qui en vérité n'est rien pour elle ; quand je dis de jour en jour je suis encore généreux, on attend beaucoup trop tard, et alors on a affaire à ces *métrites chroniques*, à ces catarrhes, à ces hypertrophies du col, qui sont si difficiles et surtout si longues à soigner.

Je ne décrirai aucune de ces métrites, qu'importe en effet aux malades que le médecin trouve à l'examen par le spéculum des granulations, des ulcérations, des hypertrophies, des périmétrites, qu'importe, dis-je, tout cela, la malade souffre et veut être guérie, voilà l'essentiel.

Pour être guérie vite, il faut se soigner vite, c'est pourquoi nous allons passer en revue aussi rapidement que possible, les causes de toutes les affections de l'utérus, au point de vue général bien entendu, ce sera le plus sûr moyen de les éviter, c'est déjà quelque chose.

Si nous disons un mot des symptômes, se sera uniquement pour montrer, combien ceux-ci sont variés, et qu'il ne faut pas trouver étrange qu'un médecin consciencieux s'astreigne presque toujours à pratiquer à l'aide du spéculum l'examen d'une femme qui paraît jouir d'un état de santé satisfaisant de ce côté. Combien de fois, par exemple, ne voyons-nous pas entrer dans notre cabinet une jeune femme au visage pâle, aux traits amaigris, et s'imaginant volontiers qu'elle n'est qu'anémique ; en effet, elle se plaint tout d'abord, avant que nous lui ayons posé la moindre question, de certains troubles digestifs : gonflement de l'estomac, perte de l'appétit, l'intestin lui-même est paresseux, il y a tantôt de la constipation, tantôt de la diarrhée, le caractère est devenu triste, mélancolique ; si nous l'interrogeons au point de vue de l'utérus, elle nous dit que les règles sont douloureuses, elles sont ou irrégulières ou incomplètes, quelquefois au contraire il y a une véritable dysménorrhée. Elle finit par conclure ainsi : Docteur, c'est évidemment de l'anémie, puisque j'ai des *flueurs blanches*. Eh bien ! si à ce moment-là, nous n'avons confiance qu'en nous-même, et examinons avec le plus grand soin l'utérus, nous trouvons presque toujours une *métrite chronique*.

La *métrite aiguë*, s'annonce par des symptômes plus rapides et surtout effrayants ; elle survient presque toujours à la suite d'un accouchement ou d'un traumatisme quelconque.

La *métrite chronique*, dont nous venons de parler, succède à peu près constamment à une métrite aiguë ; cependant ses origines peuvent être tout autres. C'est ainsi que je l'ai observée bon nombre de fois chez des femmes qui s'étaient levées trop tôt après l'accouchement.

Au lieu d'une métrite muqueuse interne, on a quelquefois affaire à la *métrite parenchymateuse*. Les troubles subjectifs sont à peu près les mêmes que précédemment, tout au plus observe-t-on une pesanteur beaucoup plus grande du côté du bas-ventre, mais il y a un symptôme capital sur lequel je dois insister, c'est le suivant : *Gène et douleur dans la miction*.

Il n'est pas, par exemple, un seul d'entre nous qui n'ait eu à apporter des soins à une femme, qui pendant des années avait été traitée à tort pour une maladie de la vessie. Au spéculum alors nous reconnaissons les lésions de la *métrite interstitielle ;* celle-ci doit être soignée et bien soignée, car les complications ne sont pas rares du côté des annexes de l'utérus.

L'accouchement est encore, disons-le en passant, le grand facteur de cette variété, car j'avoue franchement que les excès vénériens ne jouent pas un rôle aussi important qu'on le croit généralement.

Quant à la question des diathèses, il est bon, tout au moins de ne pas considérer comme le font certains auteurs, le *lymphatisme*, l'*arthritisme*, l'*herpétisme*, comme des causes absolument primordiales et indispensables.

La métrite peut être aiguë ou chronique, être limitée au corps ou au col, être muqueuse ou interstitielle ; elle est aussi quelquefois de nature ulcéreuse. L'ulcération du col n'est donc qu'une véritable métrite.

Nous ne parlerons pas ici du traitement proprement dit, puisque le médecin seul peut agir directement sur la lésion; cependant la malade doit seconder ce dernier intelligemment.

Le repos le plus absolu, ou tout au moins la position horizontale doivent suivre toute cautérisation, les bains, les injections seront pris suivant certaines indications spéciales. On redoublera de précautions au moment des périodes menstruelles. Dans tous les cas on ne devra jamais oublier que la métrite, à quelque variété qu'elle appartienne, est toujours une maladie longue, qui ne tend qu'à récidiver, et que les rechutes ne sont que trop souvent le résultat de l'imprudence des malades.

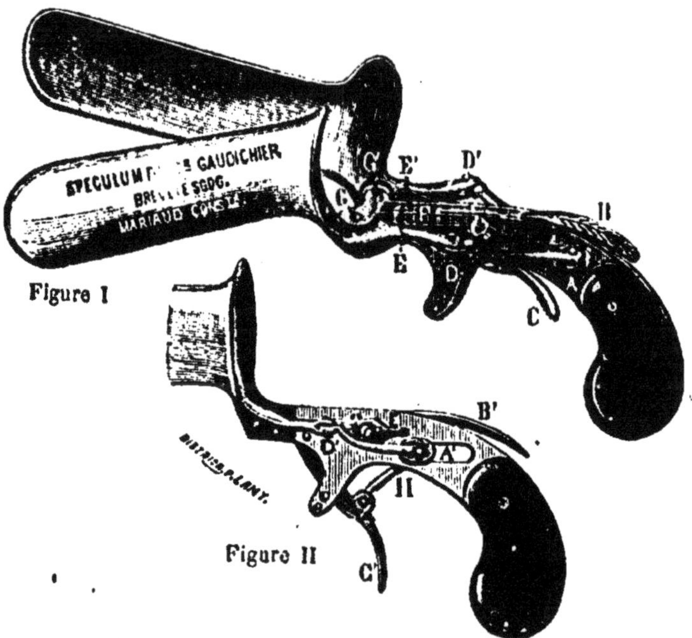

Nouveau spéculum du Dr Gaudichier.
Figure I. — Spéculum ouvert.
Figure II. — Spéculum fermé.

AA' axe mobile.
BB' clef ou pédale.
CC' gâchette ou levier.
DD' articulation des deux tringles de transmission
EE' arrière branches.
F rocher.
GG' axes.
II bielle.

CHAPITRE XII

SYPHILIS ET BLENNORRHAGIE

Nous ne parlerons dans cet avant-dernier chapitre que des traitements, très résumés d'ailleurs, puisque nous n'en traçons que les grandes lignes, de la *Syphilis* et de la *Blennorrhagie*.

La syphilis sur laquelle nous avons toujours particulièrement porté notre attention et nos recherches dans tout le cours de notre vie médicale, va être l'objet dans quelques mois, d'un travail important de notre part, c'est pourquoi, afin de ne pas anticiper sur l'avenir et surtout afin de ne pas traiter à moitié une question aussi vaste et d'un térêt si capital, nous n'en toucherons que quelques mots, nous terminerons enfin ce chapitre en donnant place au traitement de la blennorrhagie.

1° SYPHILIS

On doit tout d'abord ériger en véritable principe fondamental que toute *Syphilis bénigne* ou non, doit être énergiquement traitée dès le début; en effet, comme l'a dit notre cher et vénéré maître Alfred Fournier « la véritable, la grande cause de la vérole tertiaire, celle qu'on ne doit jamais perdre de vue, c'est l'absence ou l'insuffisance du traitement dans la première période de la diathèse. Une vérole négligée, abandonnée à elle-même, a toute chance d'aboutir à la *période tertiaire*. L'expectation appliquée à la vérole est véritablement désastreuse, en laissant la porte ouverte à la syphilis tertiaire ».

Certains médecins sont partisans de l'*observation expectante* (Diday, Lancereaux, Jullien,) sous prétexte que la syphilis bénigne guérit toute seule ; mais y-a-il un seul de ces confrères qui aient revu leurs malades seulement dix ou quinze ans après les avoir examinés une première fois, leur conduite scientifique ne repose sur rien, puisque dans tous les cas les agents médicamenteux employés dans le traitement de la syphilis sont exempts de dangers.

Si l'on applique à une vérole légère un traitement vigoureux, ce sera une médication préventive, grâce à laquelle de graves accidents ultérieurs seront évités.

L'agent spécifique par excellence est le *mercure*.

A ce propos nous ne pouvons mieux faire que de citer les paroles du Professeur Fournier : « Je ne donne pas, dit-il, le mercure pour guérir ou préserver le syphilitique des accidents de la période secondaire qui sont curables sans mercure et en général peu graves, mais en prévision de l'avenir. » Certes le mercure « ne coupe pas court d'emblée à toute manifestation spécifique et n'éteint pas du coup la syphilis ; il n'empêche pas que les poussées, ultérieures, qui composent le processus normal de la maladie tendent à se produire ; mais il atténue progressivement ces poussées. comme fréquence de retour et comme intensité ou gravité des manifestations ».

Avec notre maître, concluons donc que toute syphilis traitée et surtout bien traitée n'a pas de *période tertiaire.*

A mon sens le mercure doit être administré seul pendant au moins la première année. Plus tard, il sera bon de lui associer l'iodure de potassium, ce dernier corps agissant tout particulièrement lorsqu'il y a lésion ; c'est ainsi que dans la période tertiaire les doses devront être assez considérables.

Le mercure peut être absorbé par la voie stomacale, par la peau, par les tissus cellulaires sous-cutanés, quelquefois même par les bronches. Par la voie stomacale ce sera surtout au protoiodure d'hydrargyre ou à la liqueur de Van Swieten que l'on aura recours ; c'est à la première de ces préparations que l'on donnera la préférence. Le protoiodure se donne en pilules (le plus généralement cinq centigrammes par pilule). On peut ainsi en prescrivant deux de ces pilules dans les cas sérieux faire absorber au malade 10 centigrammes de protoiodure d'hydrargyre.

La liqueur de Van Swieten (sublimé corrosif, 1 gramme, eau 900. Alcool 100 gr.), se prend à la dose d'une cuillerée à bouche par jour dans du lait ou de l'eau sucrée. Elle est quelquefois fort difficilement supportée.

Les frictions à l'onguent mercuriel double sont sans contredit la méthode la plus énergique qui puisse être suivie (4 à 8 grammes par jour d'onguent hydrargyrique double). Ce traitement exige de grandes précautions et des soins nombreux, il est tout puissant, mais sera réservé pour les circonstances graves et pressantes.

Nous laisserons de côté les fumigations mercurielles ou les bains, qui ne s'appliquent qu'à certains cas particuliers.

On a préconisé beaucoup dans ces derniers temps les injections sous-cutanées de mercure, je ne vois nullement la nécessité d'y avoir recours, puisque l'effet du protoiodure est toujours des plus probants, d'autant plus que les injections sont loin d'être sans dangers.

L'iodure de potassium peut être administré seul.

Iodure de Potassium	15 grammes
Eau distillée	250 —
Sirop d'écorces d'oranges amères . .	35 —

Chaque cuillerée représente 1 gramme.

On peut monter lorsqu'il y a urgence jusqu'à 8 grammes par jour. La dose moyenne est de 1 à 3 grammes.

On l'associe souvent au mercure (sirop de Gibert), nous préférons pour notre compte, lorsque cela est nécessaire, donner les deux corps séparément.

Nous n'avons mentionné comme on le voit que les points principaux du traitement général anti-syphilitique ; inutile d'ajouter que celui-ci sera complété par une médication interne des plus énergiques (quinquina, gentiane, viande crue, séjour à la campagne, etc., etc).

Les lésions mêmes réclament selon leur siége et leur variété des indications spéciales.

2° BLENNORRHAGIE

Voici le traitement résumé aussi brièvement que possible:

1° (Pendant la première semaine, et quelquefois pendant la deuxième) le matin à jeun (trois demi-verres d'eau de Vichy à une heure d'intervalle), le premier mélangé avec un peu de lait.

L'après midi, un litre de tisane d'orge, chiendent, et queues de cerises mêlés ; il sera bon de rendre cette tisane alcaline au moyen d'un peu de bicarbonate de soude.

Régime des plus sévères (suppression du thé, du café, des liqueurs, etc., éviter la marche, les mouvements violents, etc).

Un bain de son ou d'amidon tous les deux jours.

Un suspensoir doit être porté pendant toute la durée du traitement.

2° Au bout d'une dizaine de jours environ la douleur est considérablement diminuée, l'écoulement a changé de caractère, sa consistance est moindre, de jaune verdâtre il est devenu blanchâtre, on peut alors sans crainte administrer le copahu ou le cubèbe.

Le copahu se donne surtout en capsules ou en dragées (espacer ces dernières afin que l'urine contienne toujours de l'acide copahivique.

Le cubèbe doit être donné seul.

Cubèbe pulvérisé	16 à 30 gr.
Sirop de Goudron	Q. S.

F. S. A. une série de bols, à prendre dans les vingt quatres heures (Fournier)

Mais on l'associe souvent au copahu.

Dans aucun cas, les injections ne devront être employées dans la période aiguë. On les réservera pour les blennorrhagies chroniques.

A l'heure actuelle, on considère l'affection qui nous occupe comme étant de nature microbienne, c'est pourquoi on préconise l'usage des injections parasiticides. Le Dr Constantin Paul emploie la formule suivante :

Liqueur de Van Swieten	10 grammes
Eau	190 —

Trois injections par jour.

Mais dans tous les cas, l'emploi de cette injection, de même que celui de toutes les autres, doit être conseillé seulement lorsque le traitement prescrit n'a pas donné les résultats attendus.

CHAPITRE XIII

LES INTOXICATIONS

L'INTOXICATION SATURNINE

Le *plomb* est très certainement le métal avec lequel l'homme se trouve le plus souvent en contact et cela par cette raison qu'il entre dans la constitution de presque tous les objets qui environnent ce dernier ; de plus, les divers agents extérieurs ayant sur lui une action puissante, on comprend facilement qu'il doit jouer dans l'altération de la santé publique un rôle fort important.

Nous passerons rapidement, vu son peu de fréquence, sur l'empoisonnemt *aigu*. Il est rare, en effet, que l'on administre les sels de plomb dans un but *criminel*. Les cas observés le plus communément tiennent soit à une *erreur*, soit à une *imprudence*, soit à un *accident*.

L'empoisonnement aigu peut avoir lieu, pour ne citer que cet exemple, à la suite de l'ingestion de boissons ou d'aliments contenant des sels de plomb. Nous réserverons toute notre attention pour l'étude de l'intoxication chronique. Hâtons-nous de dire que l'on désigne en médecine sous le nom d'*intoxication saturnine* l'ensemble des phénomènes morbides causés par la présence du plomb dans l'organisme.

Les individus qui sont sous l'influence de cette dernière commencent par maigrir, pâlir ; bientôt leurs forces se perdent ; la peau prend un aspect particulier sa couleur est légèrement jaunâtre, subictérique ; les traits se tirent ; en peu de temps, l'anémie est profonde. Sur les gencives ne tarde pas à apparaître un *liseré* de couleur ardoisée, qui pour nous, médecins, est un signe presque pathognomonique du *saturnisme*. Qu'à ce moment ces individus soient soustraits à l'action nocive du métal et les choses pourront en rester là, mais si malheureusement cette action persiste, il y aura à craindre l'apparition d'une des manifestations les plus douloureuses du cadre nosologique, nous voulons parler de la *colique de plomb*.

Les douleurs occasionnées par cette dernière sont tantôt sourdes, tantôt aiguës ; elles sont continues, mais sujettes à des exacerbations pendant lesquelles les malades sont pâles, anxieux, prenant les positions les plus variées, se couchant de préférence sur le ventre. La douleur paraît se calmer sous l'influence d'une pression lente, mais énergique. Ces coliques s'accompagnent d'une constipation opiniâtre et de crampes fort pénibles dans certains muscles du corps. Leur durée est variable; abandonnées à elles-mêmes, on les a vues se prolonger pendant plusieurs semaines.

Un traitement intelligemment combiné peut les arrêter assez vite.

Nous n'avons malheureusement pas fini d'énumérer les accidents dus au terrible poison. Aucun organe n'est à l'abri de son influence. C'est ainsi que le cœur, les poumons, les reins, le foie sont dans bien des circonstances gravement atteints.

L'*ictère* vulgairement appelé *jaunisse* en est une des manifestations les plus fréquentes.

Mais en première ligne de tous les accidents pour lesquels nous sommes appelés à donner si souvent nos soins, nous rangerons les troubles du système nerveux. C'est à cette dernière catégorie qu'appartiennent l'*encéphalopathie*, s'accompagnant de délire, de convulsions, d'hallucinations et se terminant souvent par la mort ; les paralysies presque toujours limitées aux muscles extenseurs des bras ; nous ne citerons que pour mémoire les troubles qui surviennent du côté de la sensibilité générale, les altérations des yeux, des oreilles, de la peau, etc., etc.

Inutile de faire remarquer que les malades présentant à peu près complet le tableau de ces symptômes se trouveront dans un véritable état de cachexie. Il n'existe certainement pas, et cela est triste à dire, une salle de nos hôpitaux où l'on ne puisse rencontrer au moins l'un de ces malheureux.

Le plomb peut s'introduire en effet dans l'économie de mille façons différentes.

Le tube digestif est l'une des principales portes d'entrée. L'eau qui sert de base à la plupart des boissons est souvent le véhicule du poison (séjour dans des vases ou des tuyaux de plomb). Les aliments en sont, dans bien des cas, imprégnés, par fraude, bien entendu. N'a-t-on pas vu le pain lui-même devenir toxique, la farine ayant été additionnée de *ceruse*, le beurre être coloré au moyen du chromate de plomb etc. ?

L'appareil respiratoire, la peau sont autant de voies ouvertes. C'est pourquoi le nombre des professions qui exposent au saturnisme est considérable. Nous allons très brièvement faire une énumération des principales : l'intoxication peut se rencontrer chez les acteurs (usage du fard contenant de la céruse) ; les ajusteurs, les fabricants de bâches (on emploie le sulfate de plomb pour les rendre inaltérables), les bijoutiers, les broyeurs de couleurs, les fabricants de balles en plomb, les capsuleurs de flacons, les fabricants de caractères d'imprimerie, les compositeurs, les chauffeurs, les tisseurs de coton (apprêts à la céruse), les ouvriers qui travaillent dans les cristalleries (silicate double de potasse et de plomb), les ébénistes (on emploie aujourd'hui pour donner la teinte de vieux bois à certains meubles un mélange d'enduits plombiques à 45 pour 100 de plomb) les émailleurs, les typographes, les parfumeurs, les teinturiers (emploi de l'acétate de plomb), les poseurs de tuyaux à gaz, les vitriers, les zingueurs, et, au premier rang, les peintres et toutes les personnes qui manient le plomb directement, etc.

Dans cette étude qui, pour être à peu près complète, demanderait au moins trois ou quatre de nos chroniques, nous n'avons eu pour objectif que de montrer un danger. Mais, comme dit le proverbe : un homme prévenu en vaut deux ; bien des gens ne se trouvent-ils pas attaqués par le plomb, sans même se douter qu'ils sont depuis longtemps en contact avec ce métal ? C'est sur ces faits que nous avons voulu attirer l'attention de nos lecteurs.

LA MORVE ET LE FARCIN (1)

La *morve* et le *farcin* sont deux maladies virulentes, contagieuses, transmises des solipèdes (cheval, âne, mulet) à l'homme et de celui-ci à son semblable.

En réalité, la morve et le farcin ne sont que deux modalités plus ou moins distinctes d'un seul et même état pathologique.

Nous les réunirons donc pour la commodité de la description sous le nom commun d'*affection farcino-morveuse*.

Celle-ci est caractérisée par des éruptions avec exsudats spécifiques sur la peau et diverses muqueuses, par des collections purulentes siégeant dans le tissu cellulaire, les muscles, les viscères, etc.

Si les lésions se limitent aux téguments et aux tissus sous-cutanés, la maladie porte le nom de *farcin*. Si, au contraire, ces lésions sont plus profondes et envahissent les muqueuses nasale et bronchique, elle porte le nom de *morve*.

Dès l'année 1812, on avait la certitude que la morve pouvait se communiquer du cheval à l'homme.

En 1821, un Allemand, Schilling, publiait la première observation de morve aiguë chez l'être humain ; mais c'est un Français, Rayer, qui fit le premier, à ce sujet, en 1837, à l'Académie de Médecine, une importante communication et décrivit la maladie d'une façon aussi nette que précise.

L'affection farcino-morveuse n'est jamais spontanée chez l'homme ; elle est toujours le résultat de la contagion ; c'est assez dire que l'on ne l'observe que chez les personnes qui se trouvent en rapport avec les chevaux : tels sont les garçons d'écurie, les palefreniers, les charretiers, les maquignons, les cavaliers ; n'oublions pas non plus les méde-

1. Il est très difficile de donner à l'affection farcino-morveuse une place bien définie dans la classification nosologique. Par sa marche et ses symptômes multiples elle se rapproche singulièrement, des véritables intoxications, c'est pourquoi nous l'avons rangée dans ce chapitre.

cins qui meurent victimes du dévouement qu'ils ont apporté en soignant les personnes contaminées. L'affection, cela est par conséquent bien prouvé, est transmissible de l'homme à l'homme.

Elle peut devoir son éclosion au simple contact d'une muqueuse avec une muqueuse, d'une partie de peau dénudée avec une parcelle infiniment petite de matière purulente provenant, soit de la sécrétion nasale, soit de la sécrétion produite par les boutons ou les ulcères farcineux. On comprend aisément que les palefreniers, en maniant la paille ou les déjections des animaux, puissent s'inoculer la maladie avec la plus grande facilité, la moindre écorchure siégeant aux doigts étant une porte ouverte pour la pénétration du virus.

La maladie pourrait, d'après certains auteurs, se déclarer à la suite de la simple cohabitation avec des animaux malades, sans contact direct par conséquent ; nous n'insisterons pas sur ce point qui demande confirmation.

L'affection farcino-morveuse est tellement bizarre dans ses formes et variable dans ses symptômes que nous croyons utile de suivre en cela beaucoup d'auteurs qui lui assignent quatre formes bien distinctes: *farcin aigu*, *morve aiguë*, *farcin chronique*, *morve chronique*.

Dans le farcin aigu, le point inoculé devient le siége d'une vive inflammation. Au voisinage de la plaie se dessinent des traînées rougeâtres qui bientôt font place à des sortes de bosselures ; peu de temps après, le membre tout entier devient le siége d'un véritable *phlegmon*. Si la maladie a été communiquée par simple cohabitation, ces phénomènes manquent ; ils sont remplacés par de la fièvre, des frissons, des malaises, des nausées, des vomissements, des céphalalgies, des douleurs violentes dans les membres. En même temps apparaissent sur certaines parties du corps des collections purulentes plus ou moins abondantes ; il est permis d'observer également sur la peau différentes éruptions que l'on ne peut mieux comparer qu'aux éruptions de la vaccine ; elles ne tardent pas, elles aussi, à s'ulcérer et à suppurer. La mort arrive généralement vers la troisième semaine.

La morve aiguë ne diffère du farcin aigu que par les ulcérations des fosses nasales et les jetages du nez ; la mort dans cette forme survient encore du quinzième au vingtième jour dans un état typhique.

Le farcin chronique peut débuter d'emblée ou succéder au farcin aigu. Sa durée est toujours longue, une année en moyenne. Ce sont toujours les mêmes symptômes, répétons-le : abcès s'ulcérant plus ou moins vite, phlegmons, altération générale de l'organisme, etc.

La morve chronique succède souvent au farcin chronique. Elle diffère de la morve aiguë par le peu de jetage du nez. Sa durée peut être de plusieurs années. Les malades meurent épuisés par tous les phénomènes morbides.

Le traitement de cette maladie si étrange et si terrible tout à la fois dans ses manifestations est malheureusem ent à peu près inutile. Il n'est en tout cas que palliatif.

J'ai cru néanmoins qu'il était de mon devoir de traiter aujourd'hui cette question dans un journal aussi répandu que le *Mot d'Ordre*, voici pourquoi : Guérir une maladie, c'est bien ; la prévenir c'est mieux.

Quels sont donc les moyens préventifs?

Tout animal, atteint de morve, sera immédiatement sacrifié; les objets qui ont été en contact avec lui seront brûlés et détruits le plus vite possible ; il serait bon surtout d'obliger les propriétaires de plusieurs chevaux à soumettre ceux-ci, à des époques déterminées, à la visite d'une personne autorisée et compétente.

Les cas de morve sont, en effet, plus fréquents qu'on ne le croit, et ces cas sont d'autant plus dangereux qu'ils sont passés plus longtemps inaperçus. Ce n'est donc pas, à proprement parler, sur une maladie que j'ai voulu attirer l'attention, mais bien sur une grande question d'hygiène publique.

LA FABRICATION DU TABAC. — SES DANGERS.

La fabrication du tabac est loin d'être exempte de dangers pour la santé des personnes qui y sont employées : en effet, avant d'être livré à la consommation il subit plusieurs opérations successives.

Arrivant en France sous forme de *boucarets* ou ballots, il est soumis tout d'abord à l'*écabochage*, travail qui consiste à couper les extrémités formées de grosses côtes, puis à l'*époulardage* (séparation du sable des poussières). Le *trillage* vient en troisième lieu, puis le *mouillage* (on arrose les feuilles avec une dissolution de sel de cuisine dans de l'eau).

Dans l'*écôtage*, les femmes enlèvent de la feuille les grandes côtes et la principale nervure, c'est alors que les cigarières roulent entre leurs doigts les débris de feuilles. L'une de ces dernières parfaitement taillée, convenablement mouillée et surtout ne présentant aucune déchirure sert à entourer les autres.

Les cigares sont ensuite placés dans une étuve chauffée à la température de 30° environ.

Les feuilles qui sont destinées à faire le *scaferlati*, ou tabac à fumer, sont hachées au moyen d'une machine à vapeur, puis desséchées.

Si tout cela est fort simple, il n'en est pas de même pour le tabac à priser, qui exige plusieurs opérations successives: les feuilles préalablement hachées sont entassées dans des pièces absolument closes, par masses considérables de 300 ou 400.000 kilogrammes. Il se produit alors une véritable fermentation, la température s'élève jusqu'à 80° il y a production considérable de gaz ; les choses étant laissées à cet état pendant cinq ou six mois, on démolit les masses; ce qui permet le dégagement d'une vapeur épaisse et pernicieuse. A ce moment, il est bon pour le *râpage* qui est exécuté à la vapeur. Ce n'est pas fini, il faut qu'il subisse une seconde fermentatoin.

Pour obtenir cette dernière, on le place dans des sortes de chambres ou cellules absolument closes, entièrement à l'abri, par conséquent, du contact de l'air, en prenant soin de le changer très fréquemment de chambre. L'ouvrier, disons-le en passant, chargé de cette fonction, est très souvent pris de vives suffocations.

Il ne reste plus maintenant, pour permettre de le livrer à la consommation, qu'à tamiser le tabac ainsi fermenté.

Nous ne parlerons pas ici du tabac à mâcher, qui est beaucoup moins employé.

Les ouvriers qui travaillent dans les manufactures sont, on le comprendra, exposés à de nombreux accidents : les lésions pulmonaires graves sont fréquentes, heureux quand l'on n'a pas affaire à la phthisie.

Un auteur a même décrit une affection toute spéciale, qu'il a appelée le *tabacosis ;* à l'autopsie, il a trouvé les poumons atrophiés et parsemés de petites taches noirâtres.

Un ancien directeur de l'administration des tabacs, imaginant probablement qu'étant administrateur il devait tout connaître, n'a pas craint d'avancer que l'influence du taba était fort salutaire. Il suffit pour réfuter une telle affirmation d'interroger un ouvrier ou une ouvrière :

Tous avouent que dans ce métier les débuts sont plus que pénibles : ils éprouvent tout d'abord des douleurs de tête, s'accompagnant de nausées et de vomissements, souvent de diarrhée ; plus tard les accidents sont d'un autre ordre; comme nous l'avons dit tout à l'heure, les affections du poumon dominent.

Lorsque l'intoxication est plus ancienne, on découvre presque constamment la nicotine dans les urines.

Si l'on en croit Kostial, le lait, chez les ouvrières nourrices, aurait une odeur de tabac très prononcée.

Son influence sur la grossesse serait considérable : d'après le même auteur, sur 100 confectionneuses de cigares de douze à seize ans, nouvellement entrées dans la fabrique, 72 environ tombent malades dans les six premiers mois.

Je termine par ces chiffres qui, malheureusement, me paraissent forts éloqu 's. Il y a là un grave danger ; n'y a-t-il donc pas de remède ?

LA FABRICATION DES ALLUMETTES CHIMIQUES (1)

La manipulation du phosphore qui, comme on le sait, entre en notable proportion dans la composition des allumettes chimiques, offre des dangers fort graves pour les ouvriers qui travaillent dans les fabriques affectées à ces derniers produits.

Ces accidents sont variables : je les passerai sous silence, cette question devant nous entraîner beaucoup trop loin ; qu'il nous suffise de dire que, parmi ceux-ci, le plus grave est sans contredit la *nécrose phosphorée*. Plusieurs faits de ce genre s'étant produits, le préfet de police demanda en 1888 au conseil de salubrité un avis sur les mesures qu'il y aurait à prendre pour tâcher de porter remède à un pareil état de choses. Comme nous venons d'en faire mention ; plusieurs ouvriers des fabriques de Pantin et d'Aubervilliers avaient été atteints par la terrible nécrose : un d'entre eux était mort. Ce fut précisément mon cher et illustre maître, M. le professeur Brouardel, qui fut chargé d'adresser le rapport au préfet de police.

La fabrication des allumettes chimiques comprend trois opérations : 1° *la préparation de la pâte ;* 2° *le trempage ;* 3° *le séchage.*

Dans toutes ces opérations c'est le phosphore qui est l'agent dangereux ; il peut, en effet, agir, soit par ses vapeurs, soit par ses acides volatils, soit par l'hydrogène phosphoré.

Jamais dans les fabriques on n'a affaire à l'intoxication aiguë ; presque toujours, l'empoisonnement suit une marche chronique : c'est le *mal chimique,* comme l'appellent les ouvriers.

Pour mettre ceux-ci à l'abri des empoisonnements, on

1. Cet article est paru dans le journal le *Mot d'Ordre* le samedi 23 mars 1889.

Au moment où nous corrigeons les épreuves de cet ouvrage (novembre 1889) nous sommes heureux de voir que la nouvelle chambre des députés s'occupe enfin de cette importante question.

a prescrit un certain nombre de mesures, c'est ainsi que l'on a substitué autant qu'on l'a pu le travail mécanique au travail manuel. Les usines sont aujourd'hui parfaitement aérées, grâce à de nombreuses prises d'air ; de plus, on a placardé sur les murs des affiches donnant une nomenclature des moyens plus ou moins propres à empêcher la maladie. Par exemple, on recommande aux ouvriers de ne jamais manger dans l'atelier ; on leur conseille, avant de sortir, de se laver les mains avec le plus grand soin, de se gargariser, de se rincer la bouche, etc... De plus des vases contenant de l'essence de térébenthine sont placés de distance en distance dans les pièces, mais comme l'a très bien fait remarquer mon éminent ami, le Dr Pouchet, il a été difficile d'*imposer* des mesures que l'on n'a pu que *conseiller*. Certains intéressés fort peu intelligents, par conséquent, s'imaginant que l'on veut attenter à la liberté individuelle en les forçant à se bien porter, refusent chaque jour de se conformer à ces prescriptions.

Je n'hésite pas à dire que presque tous les ouvriers qui se trouve atteints par le poison le sont par leur négligence et leur manque de soins.

Le Professeur Brouardel a proposé au conseil de salubrité un certain nombre de modifications: il sera bon de faire examiner la bouche des ouvriers tous les mois au lieu de le faire tous les six mois comme cela est l'habitude ; on devra substituer dans la fabrication des allumettes le *phosphore rouge ou amorphe au phosphore blanc* qui est presque toujours employé.

C'est le moyen radical par excellence, le seul qui puisse éviter tout danger, non seulement au point de vue de la santé, mais encore au point de vue des accidents, de l'incendie, par exemple.

La question ne date pas d'aujourd'hui, puisqu'elle avait été soulevée par Tardieu en 1856. M. Brouardel s'en est de nouveau occupé ; espérons que le gouvernement prendra les mesures nécessaires : c'est une véritable loi de protection que nous demandons. Il est possible que l'on changera ainsi une habitude ; mais, à notre avis, c'est déjà entrer dans la voie du progrès que de ne pas suivre des routines aussi surannées que dangereuses.

LE MORPHINISME CHRONIQUE

On a beaucoup écrit sur le morphinisme, mais malgré cela on n'a pas toujours donné la valeur exacte du mot et des différences qui existent entre les divers états produits par l'abus des injections de morphine.

Il y a tout d'abord une grande différence à établir entre le *morphinisme* et la *morphinomanie ;* le premier de ces états comprend un groupe d'accidents dus à l'*intoxication morphinique ;* le second relève directement de la pathologie *mentale*.

Ces deux états, disons-le bien vite, ne s'excluent pas mutuellement, mais cependant ils ne sont pas liés *fatalement* l'un à l'autre. Un morphinique peut ne pas être un morphinomane et *vice versa*. De plus, il est bon d'établir le principe suivant : *n'est pas morphinique qui veut.*

Il y a des malades qui malgré leur désir, ne peuvent s'accoutumer au poison, chaque piqûre provoquant des malaises et des vomissements.

Comment devient-on morphinique ? On a dit avec raison que deux grandes causes présidaient au développement de cet état ; ceci est absolument vrai. Presque toujours, en effet, on veut éviter ou combattre une douleur, ou bien on recherche une sensation agréable.

Comme on l'a fait remarquer, il est rare que l'on s'adonne à la morphine par sensualisme pur ; on aura tout d'abord connu les douceurs du poison dans le but de combattre le mal. Ce n'est que plus tard, par une sorte de réminiscence du plaisir éprouvé, que l'on aura recours à l'emploi de l'alcaloïde ; ajoutons que si nous n'avons pas en France de cabarets de morphine comme il y a en Orient des cabarets d'opium, nous avons pour remplacer ces établissements néfastes la *mode*, ce qui ne vaut guère mieux. Il est évident que le mal est contagieux par *imitation*.

Le docteur Landowski raconte que dans certains milieux on pousse l'amitié jusqu'à se donner en cadeaux de charmantes seringues dans des étuis d'argent.

Le docteur Zambacco nous apprend que « des dames appartenant à la classe des plus élégantes poussent leur bon goût jusqu'à se faire faire des bijoux recélant une seringue mignonne et des flacons artistiques, destinés à contenir la solution enchanteresse. Dans le monde, au théâtre, elles s'esquivent un instant, ou bien elles épient le moment favorable de faire joujou en s'injectant sur une partie visible ou soustraite aux regards une injection morphinée ».

Ce même auteur se demande s'il y a une bien grande différence entre ce procédé et celui employé par les riches opiophages d'Orient, qui portent toujours sur eux de petites boîtes en or renfermant des pilules d'opium.

Si le *morphinisme* prend souvent naissance dans le plaisir que peut éprouver un individu quelconque en absorbant de la morphine, il n'en est pas moins vrai aussi qu'il faut un peu en attribuer la faute au corps médical, qui autrefois se servait du terrible poison chaque fois qu'il se trouvait en face d'une douleur quelconque à soulager ; de plus, les médecins ont eu le grand tort de permettre à certains malades de se faire eux-mêmes des piqûres. Certainement, c'était bien ignorer la faiblesse humaine que penser qu'en pareille occurrence il n'y aurait pas forcément abus ; c'est ce qui malheureusement a eu lieu.

Ayant entretenu nos lecteurs de l'intoxication morphinique au point de vue général, nous allons maintenant étudier les différents accidents dont celle-ci peut être la cause.

Il est utile de faire remarquer que le temps qui s'écoule entre le début des premiers symptômes et le moment où la première injection sous-cutanée a été faite est quelquefois assez long. Un sujet a, par exemple, contracté la funeste habitude de se *piquer à la morphine*, pour employer le langage courant, que va-t-il se passer?

Pendant les cinq ou sept premiers mois on n'observe guère qu'un peu d'amaigrissement, mais bientôt la maladie étant confirmée les manifestations sont variées :

Tout d'abord c'est une sorte de déchéance morale, de décadence intellectuelle ; les malades, comme l'a écrit l'un de nos confrères et ami, le Dr Jouet, perdent par l'abus de ce poison leur cachet d'être humain. Ils commencent par n'avoir plus la notion du mot : « *vérité* » ; ils mentent d'abord pour cacher leur passion, et ensuite véritablement par inconscience ; ils sont insouciants, apathiques, plus ou moins farouches ou sauvages, s'isolant de leurs parents, de leurs meilleurs amis, fuyant la société, le bruit, la lumière, se laissant pour ainsi dire endormir dans leurs rêvasseries.

Souvent aussi on peut noter d'autres troubles psychiques. Il y a, des femmes qui, habituellement douces, deviennent subitement irascibles et violentes ; d'autres, d'un caractère gai et expansif, tombent dans la plus noire mélancolie. Répétons-le, c'est là une véritable déchéance morale.

Certains criminels connaissent parfaitement ces accidents, puisqu'ils ont mis sur le compte de la morphine des faits qui, d'après eux, doivent les rendre irresponsables.

Nous pouvons également ranger parmi les manifestations : la perte de la mémoire, la torpeur intellectuelle, l'insomnie, les hallucinations, le bredouillement dans la parole et le tremblement de la langue.

Si tous les phénomènes que nous venons de décrire sont presque exclusivement du domaine cérébral, il n'en est pas moins vrai que tous les appareils, à peu près sans exception, sont, eux aussi, fréquemment lésés dans leurs fonctions.

On a vu, des sujets présenter une hypéresthésie générale (exagération de la sensibilité), tellement prononcée qu'ils ne pouvaient se laisser toucher même très légèrement sans éprouver une véritable sensation de brûlure.

De plus, les perceptions sensitives sont tellement exagérées que le moindre bruit devient un supplice, la plus petite lumière ne peut être tolérée sans douleur.

Nous devons également mentionner le tremblement et en particulier celui des mains qui est presque constant.

Les organes des sens sont toujours atteints : l'œil est morne, la conjonctive pâle, la cornée sans éclat ; que le malade se fasse une nouvelle piqûre et tout reprendra son aspect normal ; cet effet est absolument immédiat : quelques secondes étant suffisantes pour redonner à l'œil sa vivacité première : pour un médecin un peu au courant de la question, c'est là un bon signe de l'empoisonnement.

L'œil malheureusement peut être plus profondément lésé ; n'a-t-on pas par exemple observé de la diplopie et de l'amblyopie?

Du côté du goût les phénomènes sont moins prononcés. Certains morphinomanes se plaignent cependant parfois au moment de la piqûre d'une saveur âcre et métallique.

Au sens de l'audition appartiennent les bourdonnements d'oreilles et surtout les hallucinations.

L'odorat lui aussi est intéressé, quoique plus rarement. L'appareil gastro-intestinal est presque toujours l'origine de symptômes morbides : il existe une soif ardente, une inappétence à peu près complète ; lorsque la maladie est avancée, se produisent des nausées et des vomissements ; j'ai rencontré pour mon compte bien des fois la boulimie. Il est inutile d'ajouter que ces troubles de la digestion contribuent pour une bonne part à la consomption du malade.

Pour être complet, nous devons faire une courte mention des altérations de la peau. Celle-ci est presque constamment le siége de furoncles, d'abcès ; l'urticaire, lui aussi, est fréquemment observé : il y a des personnes qui, malgré tous les soins de propreté observés, ne peuvent se faire une seule piqûre sans que celle-ci ne soit suivie d'un abcès ; elles portent ainsi aux bras des cicatrices innombrables. De plus, les membres supérieurs peuvent présenter des éruptions pustuleuses qui leur donnent un aspect tout particulier.

Si le pronostic du morphinisme chronique est toujours grave, on doit dire que le danger est surtout grand pour le morphinique morphinomane.

Nous n'avons fait, comme on le voit, que tracer à grands traits le tableau des nombreux accidents auxquels donne lieu la terrible et funeste habitude.

Le tableau est beaucoup trop court mais la place nous est comptée, il est fort difficile d'ailleurs d'étudier en quelques pages cet état sur lequel ont été et sont écrits chaque jour de véritables volumes.

FIN

TABLE DES MATIÈRES

CHAPITRE PREMIER

CHAPITRE II

CHAPITRE III

CHAPITRE IV

CHAPITRE V

CHAPITRE VI

PREMIÈRE PARTIE

DEUXIÈME PARTIE

CHAPITRE VII

CHAPITRE VIII

CHAPITRE IX

CHAPITRE X

CHAPITRE XI

CHAPITRE XII

CHAPITRE XIII

TABLE DES MATIÈRES

PAR ORDRE ALPHABÉTIQUE

DU MÊME AUTEUR :

Deux observations pour servir à l'étude de la loi de Colles (*Annales de dermatologie et de syphiligraphie*, 1885).

Phthisie syphilitique, guérison (*Annales de dermatologie et de syphiligraphie*, 1885).

De l'échéance des accidents cérébraux dans la syphilis et en particulier de la syphilis cérébrale précoce. (Paris, 1886).
Quatre tableaux.
Ouvrage récompensé par la Faculté de Médecine de Paris.
G. Steinheil, éditeur.

Le secret médical dans le mariage (*Annales de la Cour d'assises*, juin 1888).

Les maladies simulées (*Annales de la Cour d'assises*, mars 1889).

La filiaire de Médine (*Revue exotique illustrée*, octobre 1888).

Le choléra (*Revue exotique illustrée*, 1889).

L'ergot de seigle (*Voix des campagnes*, 1889).

L'empoisonnement par les champignons (*Voix des campagnes*, 1889).

L'hygiène des campagnes. (id).

Le vêtement (*La presse agricole*, 1889).

La médecine et l'hygiène à l'exposition de 1889.
Série de chroniques parues dans le journal « le MOT D'ORDRE *» pendant l'Exposition universelle de 1889.*

Sur la forme de grippe anormale qui sévit en ce moment à Paris.
Communication faite à la Société de Médecine Pratique à la Séance du jeudi 12 décembre 1889.

Etc., etc.

Imprimerie de l'Ouest, A. NÉZAN, Mayenne.

www.ingramcontent.com/pod-product-compliance
Ingram Content Group UK Ltd.
Pitfield, Milton Keynes, MK11 3LW, UK
UKHW031046260726
13965UKWH00006B/624